_____ 드림

내 몸의
면역력을
키우는
산야초
효소

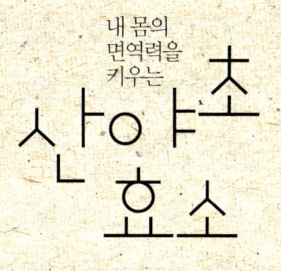

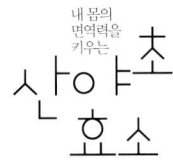

초판 1쇄 인쇄 2015년 9월 10일
초판 1쇄 발행 2015년 9월 17일

지은이 김시한

발행인 장상진
발행처 경향미디어
등록번호 제313-2002-477호
등록일자 2002년 1월 31일

주소 서울시 영등포구 양평동 2가 37-1번지 동아프라임밸리 507-508호
전화 1644-5613 | **팩스** 02) 304-5613

ⓒ 김시한

ISBN 978-89-6518-141-5 13590

· 값은 표지에 있습니다.
· 파본은 구입하신 서점에서 바꿔드립니다.

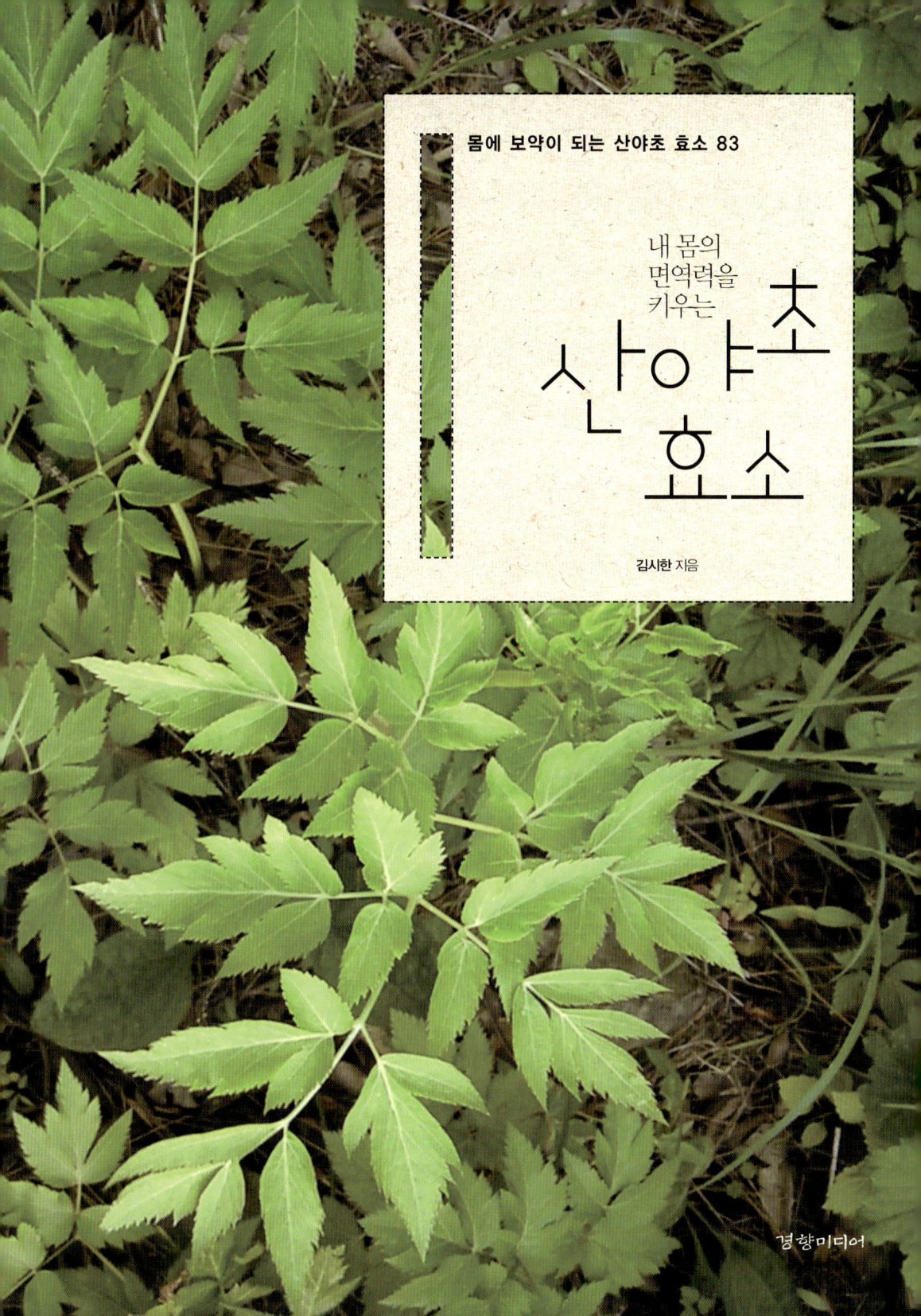

몸에 보약이 되는 산야초 효소 83

내 몸의
면역력을
키우는
산야초
효소

김시한 지음

경향미디어

머리말

　　시골길을 가다 보면 여기저기에서 산야초를 흔히 볼 수 있다. 그런데 대부분의 사람이 산야초의 가치를 제대로 모르고 그냥 잡초로 생각하고 제초제로 죽이는 경우가 많다. 그중에는 사람들에게 유용하게 쓰일 수 있는 약초가 많다.

　산야에서 가장 눈에 많이 띄는 왕고들빼기, 민들레, 씀바귀, 질경이 등은 모두 좋은 약성을 지니고 있다. 왕고들빼기의 경우 간에 매우 좋은 성분을 포함하고 있어서 간 질환을 앓는 사람이 1년 정도 꾸준히 생식하면 많이 호전될 수 있다. 민들레는 포공영이라고 해서 간암에 효과가 있고 허리가 아프거나 신장 계통에 아주 좋다. 질경이는 오줌 소태나 혈액 순환, 빈혈에 좋고 비타민이 매우 많다.

　현대의 생활은 겉보기에 먹거리는 풍요로워졌지만 인스턴트식품의 과다 섭취나 환경 오염 등으로 비타민과 미네랄의 문제는 해결하지 못하고 오히려 후퇴한 상태이다. 사람들이 과식과 탐식을 일삼는 것도 결국은 효소의 결핍증으로 인해 비타민과 미네랄을 얻기 위한 생리적 본능이다.

　요즘과 같은 과식과 탐식은 체내에 당분만 과다하게 쌓이게 할 뿐, 이것을 대사시켜 줄 비타민과 미네랄은 상대적으로 더욱 부족하게 만드는 현상을 초래한다. 그 결과 체내에 대사되지 않은 노폐물이 더욱 쌓여 비만이 나타나고, 대사산물이 부패하여 발생하는 독소 때문에 각종 만성병이 나타나고 있다. 만성병이 나타나는 본질은 역설적으로 영양 섭취의 과다가 아니라 영양 결핍 때문이고, 비만 역시 영양 불균형 때문에 나타나는 현상이다.

우리 몸의 자생력을 높이기 위해 필수적으로 필요한 양질의 효소를 섭취하기 위해서는 기본적으로 식생활을 개선해야 하지만, 시간에 쫓기며 바쁘게 살아가는 현대인의 생활 속에서 쉽지 않은 것이 현실이다.

이럴 때 잘 만든 산야초 효소와 효소 음료 한 잔은 우리 몸의 자생력을 높이는 데 큰 도움이 될 수 있다.

효소를 처음 접한 것은 20년 전이고 효소를 만들기 시작한 것은 약 15년 됐다. 20년 전에 마음 수양을 하기 위해 산으로 들어갔는데, 그곳에서 스승을 만나면서 차와 효소를 배우게 되었다. 효소를 배우고 만드는 일 자체가 수련 과정 중 하나가 되었다.

그러다가 "미래의 시대는 환경 오염 등이 더욱 심해지면서 관련한 질병이 더욱 늘어날 것이고 이것을 치료하는 데 효소가 많은 도움이 될 것이니 효소를 널리 알려라. 그것 또한 공부다."라는 스승의 말씀에 크게 공감하여 김천으로 내려오게 됐다. 그 후 10여 년이 지난 지금까지 산야초 효소 보급에 앞장서서 강의를 하고 있다.

처음에는 사람들이 산야초라는 용어도 잘 몰랐고, 산야초 발효 효소는 더욱 그랬다. 그래서 산야초 발효 효소를 알리는 데 어려움이 많았다. 그러던 것이 3~4년 전부터 산야초 효소가 많이 알려지기 시작했고, 언론 등에서도 취재 열기가 높아졌다.

많은 사람에게 효소가 알려진 요즘, 사람들은 인터넷 등 매체를 통해서 효소 만들기를 쉽게 접할 수 있게 되었다. 그런데 잘못된 방법임을 인지하지 못하고 그대로 따라 하는 경우가 있어서 안타깝다. 산야초를 설탕으로 버무려 놓고 액이 나오면 그것이 효소라고 생각하는데, 재료의 선택과 설탕의 비율 등을 제대로 맞추지 않으면 효과적인 발효가 진행되지 않는다. 효소란 '올바른 발효 과정을 거쳐 재료의 색깔, 향, 맛이 제대로 우러난 것'이어야 한다.

효소를 제대로 만들려면 재료의 성질에 맞는 설탕 양, 발효 기간, 숙성 기간이 필요하다. 더불어 효소를 만드는 환경, 적정 온도 등이 갖춰질 때 좋은 효소가 만들어진다. 모든 일이 그렇듯이 올바른 방법과 정성이 더해졌을 때 그걸 먹는 사람도 건강과 행복을 유지할 수 있다.

사람들이 많이 찾게 되면, 필요에 의해 더욱 만들어지고 활용하게 되는데 책도 마찬가지다. 인터넷이나 언론에서도 산야초와 효소가 많이 부각되는데 잘못된 정보가 많아서 안타까울 때가 많다. 올바른 정보를 전달하고 '산야초 발효 효소' 만드는 법을 알려 주고 싶다는 생각에 책을 준비하게 되었다.

전체적으로 내용은 열매, 뿌리, 전초, 잎줄기, 꽃·덩굴·순으로 만드는 효소로 구분하여 현대인들이 많은 관심을 갖는 부분에 초점을 맞추었다. 열매류 중에서 까마중 열매는 각종 암에 좋고, 모과는 기관지·감기 등에 효과적이고, 뿌리류에서 우슬은 관절, 참마는 위와 장에 좋은 재료이다.

아무쪼록 독자 여러분이 이 책을 잘 활용해서 건강과 행복을 유지하고 삶의 가치를 높일 수 있기를 바란다. 또한 그동안 산과 들에 나는 산야초들이 그동안 잡초라고 천시되어 왔지만, 이 책을 통해서 산야초의 가치가 널리 알려지고 잡초가 아닌 약으로 활용되는 데 일조하길 바라는 마음이다.

김시한

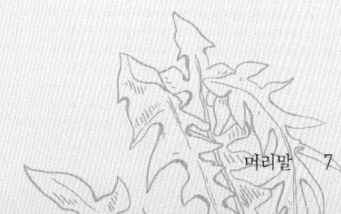

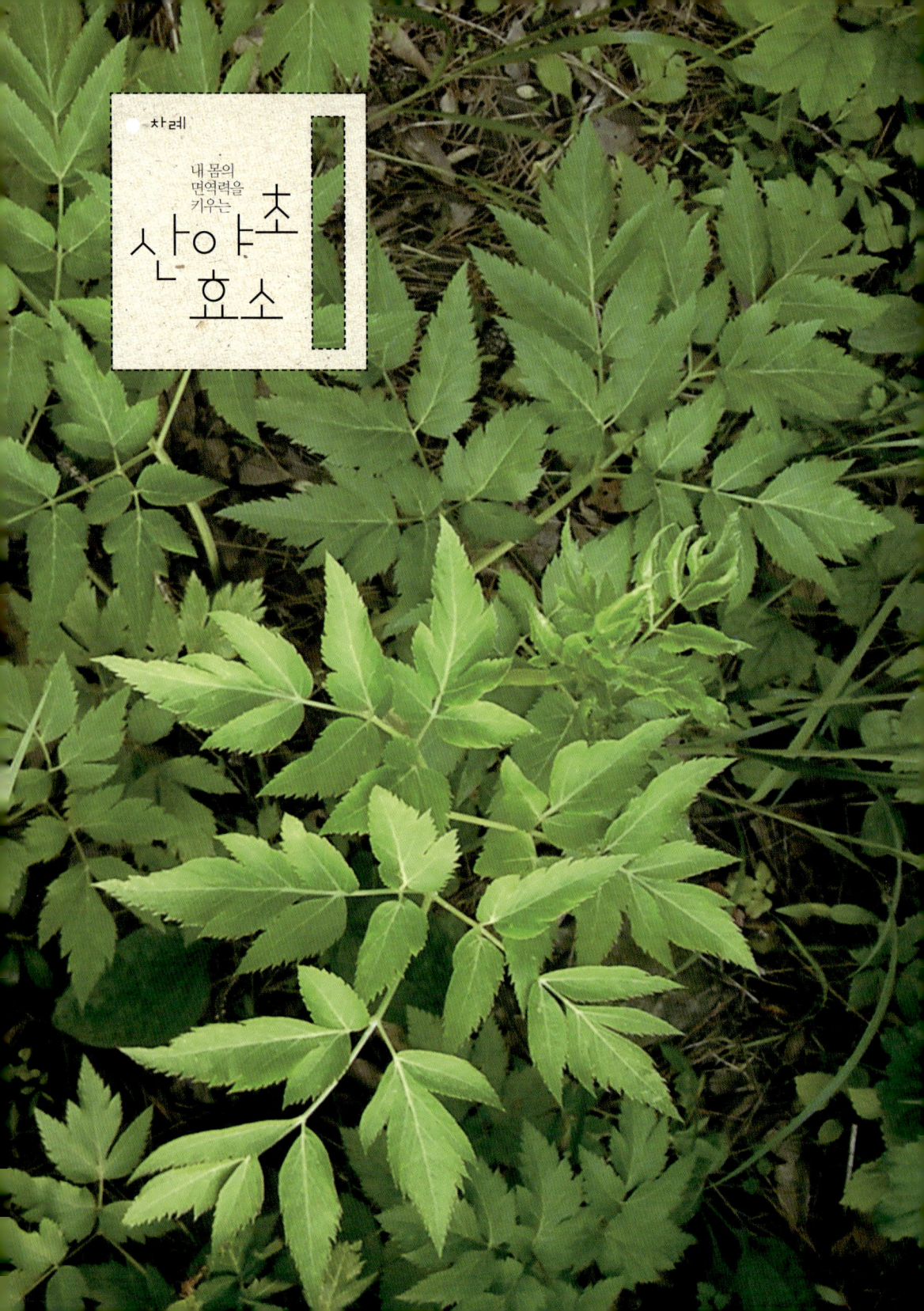

머리말 4

산야초와 발효 효소

1 산야초는 어떤 것인가요? 15
2 우리 몸에서 효소는 어떤 역할을 하나요? 20
3 발효 효소는 어떤 것인가요? 21
4 발효 효소에 설탕은 꼭 필요한 재료인가요? 23
5 발효 기간과 환경이 중요한가요? 25
6 잘 만든 발효 효소는 어떻게 구분하나요? 26
7 발효 효소를 먹으면 좋은 점이 무엇인가요? 27
8 왜 산야초 발효 효소를 먹어야 하나요? 28

산야초 효소 만들기의 기초

1 발효 용기 31
2 여러 가지 도구 33
3 효소 담그기 기본 과정 35

PART 1

열매로 담그는 효소

가지 40 | 까마중 열매 43 | 개다래 46 | 개머루 48
대추 50 | 모과 53 | 산초 56 | 오미자 59 | 탱자 62
돌복숭아 65

PART 2

뿌리로 담그는 효소

강황(울금) 70 | 더덕 74 | 도라지 77 | 돼지감자 80
둥굴레 82 | 삽주(창출) 84 | 쇠무릎(우슬) 86 | 엉겅퀴 89
인삼 92 | 잔대 95 | 참당귀 97 | 참마(산약) 99
천마 102 | 칡 104 | 골담초 106 | 달맞이꽃 뿌리 108

PART 3

전초로 담그는 효소

댕댕이덩굴 112 | 구릿대(백지) 114 | 구절초 116
기린초 118 | 냉이 120 | 달래 123 | 무릇 125
물쑥 127 | 민들레 129 | 쇠비름 전초 132 | 오이풀 134
왕고들빼기 137 | 제비꽃 139 | 짚신나물 141
원추리 143 | 마디풀 145 | 까마중 전초 147
달맞이꽃 전초 149 | 삼백초 151

PART 4

잎줄기로 담그는 효소

쇠비름 잎줄기 156 | 닭의장풀 160 | 두충 162 | 머위 164
명아주 167 | 미나리 169 | 쑥 172 | 어성초(약모밀) 175
밀나물 177 | 차즈기 179 | 비름 182 | 질경이 184
바위손 187 | 메밀 189 | 구기자 191 | 소루쟁이 194
박하 197

PART 5

꽃, 덩굴, 순으로 담그는 효소

환삼덩굴 202 | 개나리꽃 205 | 꿀풀 207 | 동백꽃 209
생강나무 211 | 아까시나무 213 | 으름덩굴 216 | 인동초 218
진달래꽃 220 | 청미래덩굴 223 | 겨우살이 225
화살나무 228 | 오갈피나무 231 | 자귀나무 233
찔레나무 236 | 땅두릅나무 238 | 엄나무 241
쇠뜨기 243 | 두릅 246 | 죽순 248 | 박주가리 252

참고문헌 255

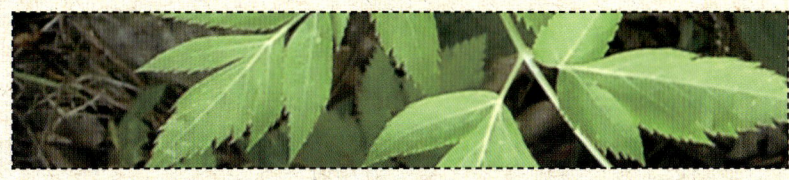

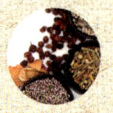 몸에 보약이 되는 산야초 효소 83
몸속 독소를 제거하고 자연의 생기를 담다!

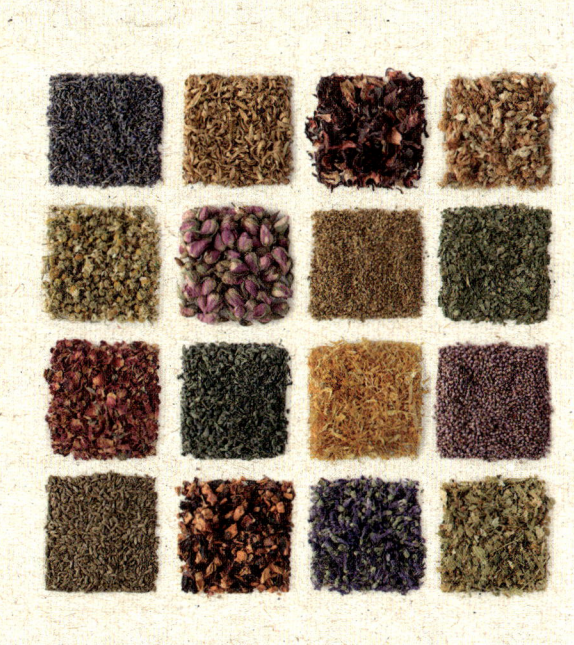

산야초와
발효 효소

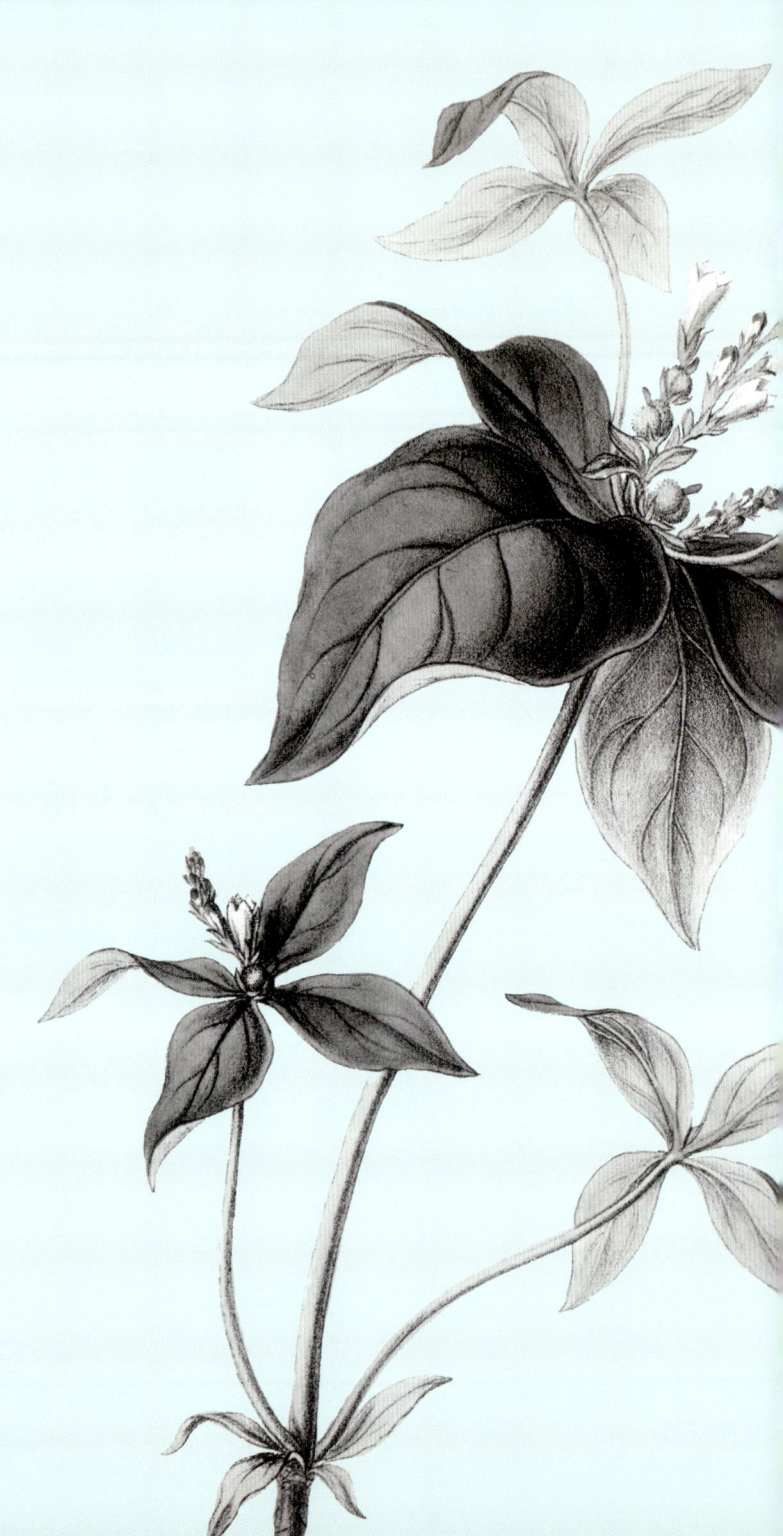

1
산야초는 어떤 것인가요?

'산야초山野草'는 한자로 뫼 산山, 들 야野, 풀 초草 자를 쓰는데, 변화가 많은 자연 환경에서 자라면서 스스로 저항 능력을 만들어내서 자생력이 강한 식물이다.

꽃과 식물을 좋아하는 사람들 중에는 산야초의 아름다움에 매료되어 원예 식물로 즐기는 경우도 많다고 한다. 하지만 식물은 눈으로 보는 즐거움도 있지만, 산야초는 우리 몸에 유익한 성분을 많이 가지고 있다.

산이나 들에 나갔다가 뱀이나 벌에게 물리거나 쏘였을 때 명아주를 찧어 바르면 충분히 치료 효과가 있다. 산야초에는 환경의 위험과 여러 질병으로부터 우리의 몸을 지킬 수 있는 소중한 자생력과 약성이 들어 있기 때문이다. 이 점에 우리는 주목해야 한다.

약이 되는 산야초

- **★ 비·위에 좋은 산야초**
  탱자 / 백년초 / 양배추 / 산사 / 삽주 / 옻나무

- **★ 소장·대장에 좋은 산야초**
  소루쟁이 / 쇠비름 / 명아주 / 인동초

- **★ 간·담에 좋은 산야초**
  민들레 / 칡 / 쑥 / 엉겅퀴 / 물쑥 / 천마

- **★ 기관지·천식·폐에 좋은 산야초**
  모과 / 배 / 곰보배추 / 개복숭아 / 진달래

- **★ 심장에 좋은 산야초**
  꽃다지 / 둥굴레 / 산달래 / 별꽃

- **★ 신장·방광에 좋은 산야초**
  야관문 / 개머루 / 댑싸리 / 돌콩 / 질경이 / 한련초

- **★ 피부·바이러스에 좋은 산야초**
  오이풀 / 산초 / 환삼덩굴 / 삼백초 / 어성초 / 벚

- **★ 뼈·관절에 좋은 산야초**
  쇠무릎지기 / 두릅 / 겨우살이 / 엄나무 / 으름덩굴 / 골담초

- **★ 당뇨에 좋은 산야초**
  돼지감자 / 야콘 / 닭의장풀(닭개비) / 두릅 씨

- **★ 고혈압에 좋은 산야초**
  꿀풀 / 까마중 / 달맞이꽃 / 댕댕이덩굴

- **★ 신경에 좋은 산야초**
  구기자 / 광나무 / 자귀나무 / 생강나무 / 구릿대

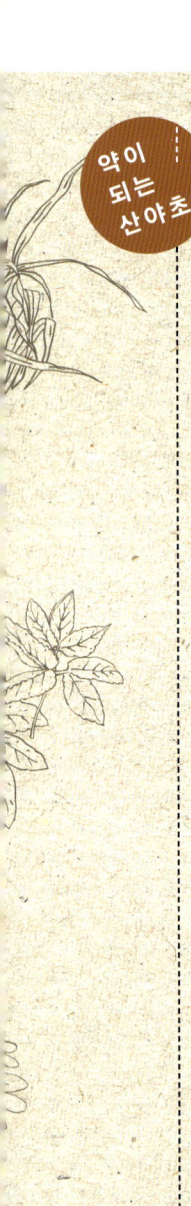
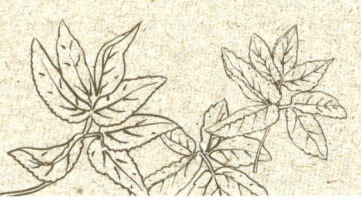
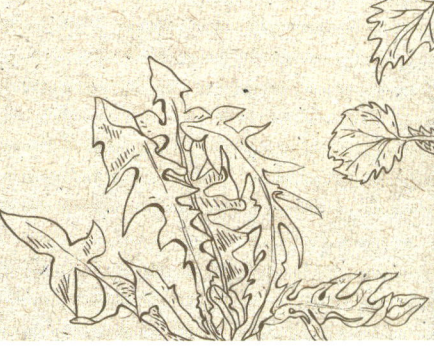

★ **여러 가지 산야초**

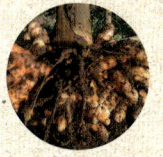	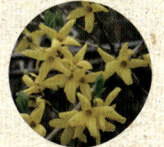	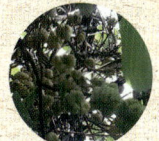	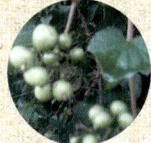	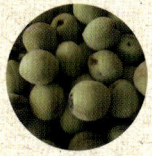
강황 뿌리	개나리꽃	개다래	개머루	개복숭아 열매

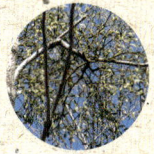	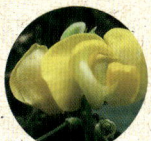	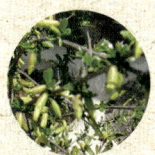	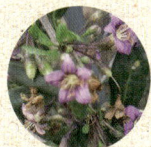	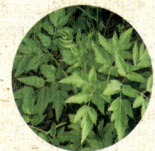
겨우살이	결명자 꽃	골담초	구기자 꽃	구릿대

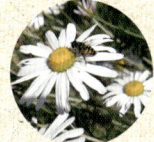	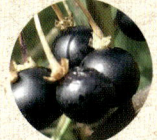	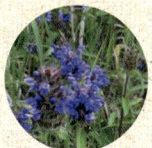	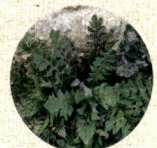	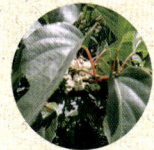
구절초 꽃	까마중	꿀풀(하고초)	냉이	다래

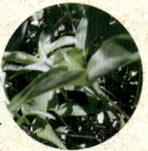	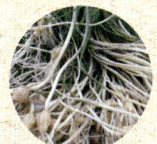	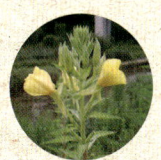	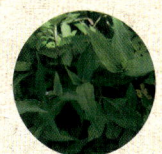	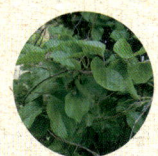
달개비	달래	달맞이꽃	닭의장풀	담쟁이덩굴

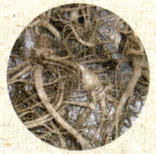	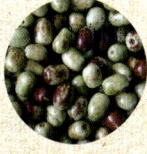	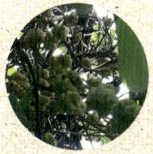	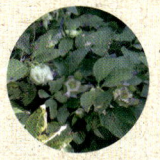	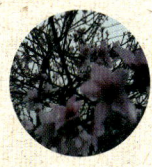
당귀	대추	더덕	도라지 뿌리	돌복숭아

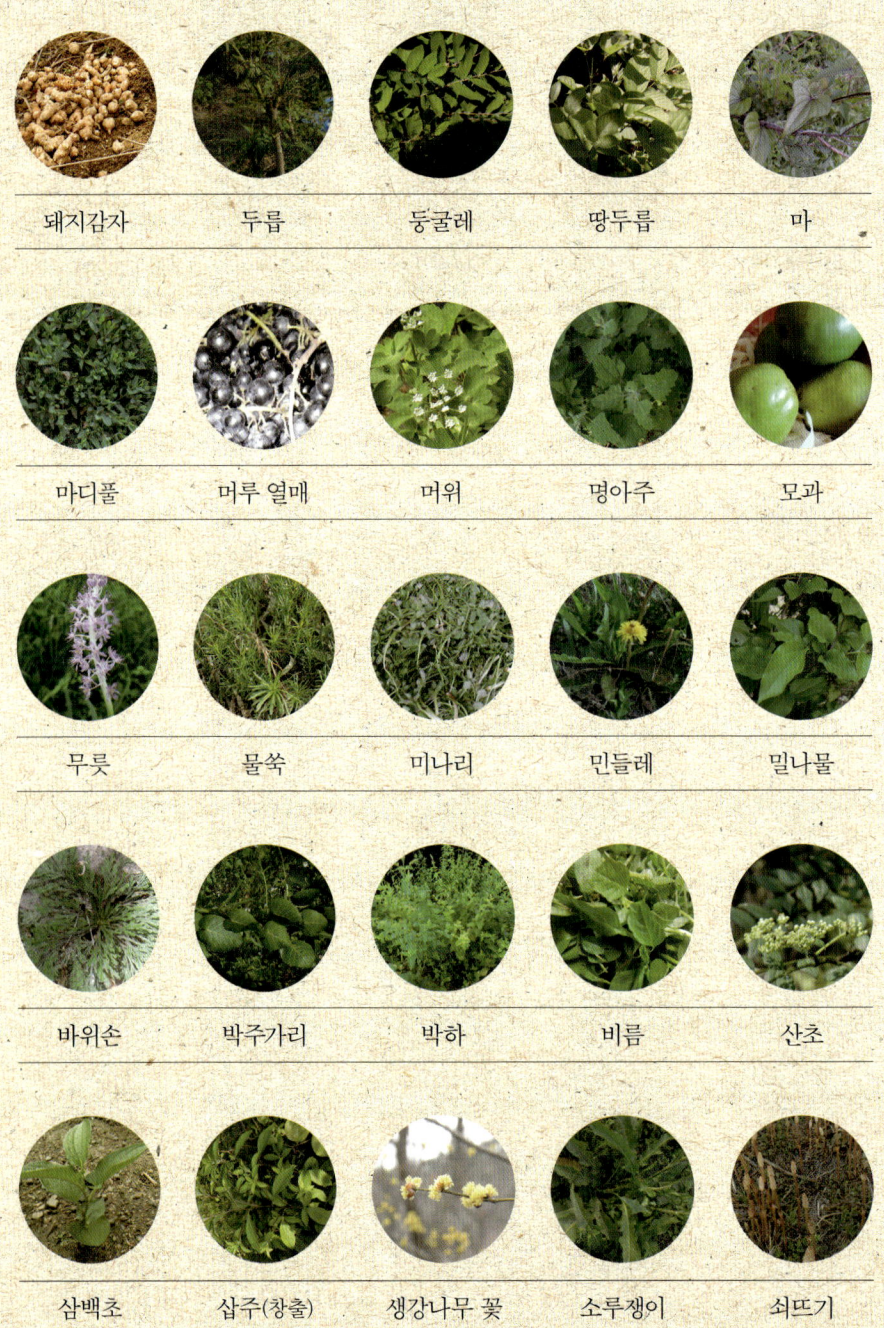

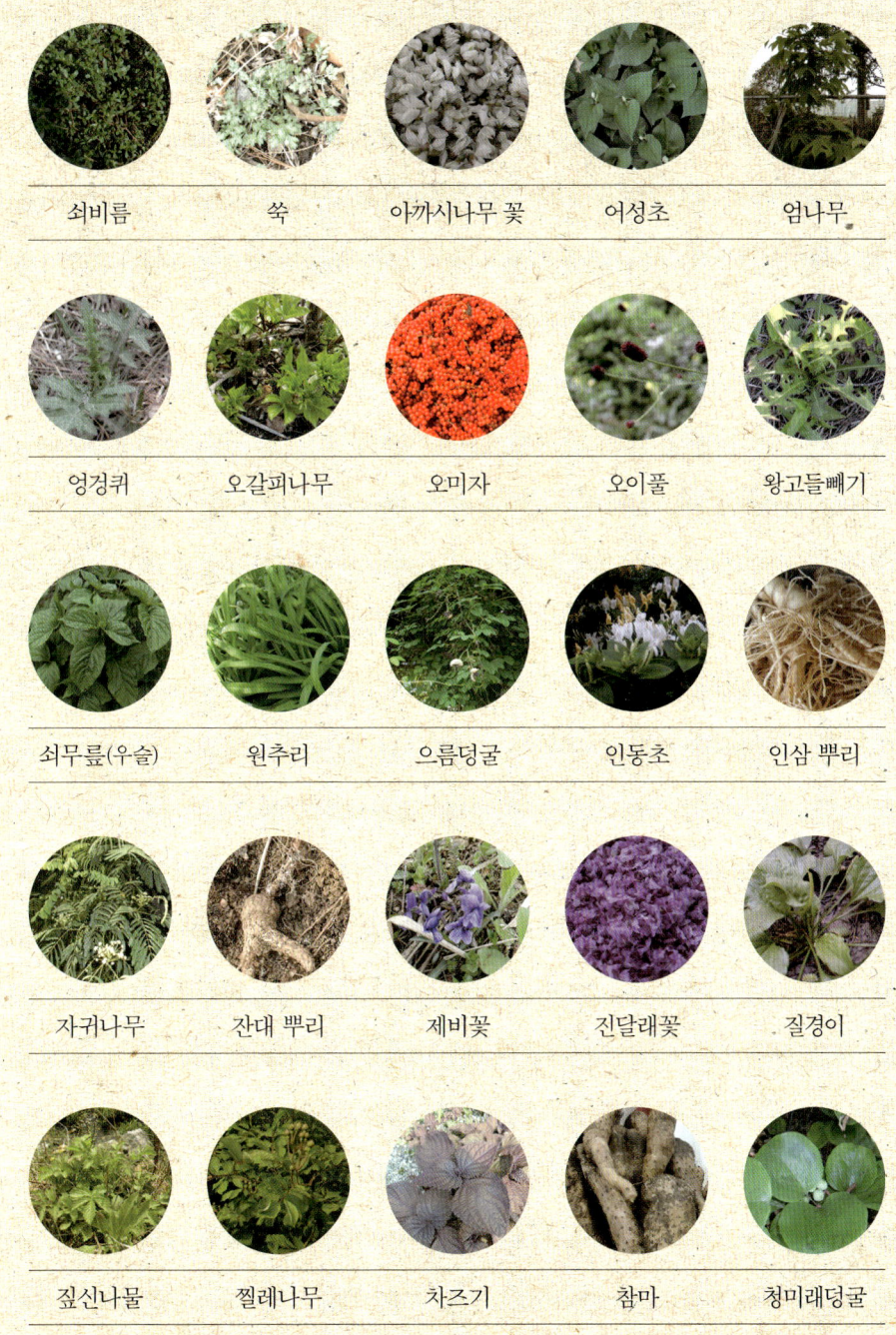

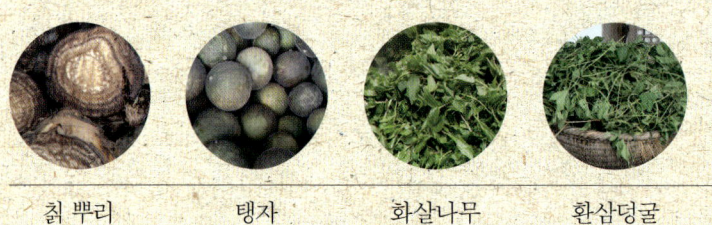

| 칡 뿌리 | 탱자 | 화살나무 | 환삼덩굴 |

2

우리 몸에서 효소는 어떤 역할을 하나요?

효소는 국어사전에 '생물의 세포 안에서 합성되어 생체 속에서 이루어지는 거의 모든 화학 반응의 촉매 구실을 하는 고분자 화합물을 통틀어 이르는 말'이라고 풀이되어 있다.

효소는 색상이 없고 투명하며 전자현미경으로 봐야 보이는 1억분의 1㎜ 크기의 고분자 화합물로 수정과 같이 사각형, 오각형 또는 원 모양을 하고 있다.

구조적으로는 인체에 필요한 3대영양소 단백질, 지방, 탄수화물로 이루어져 있고, 기능적으로는 비타민, 미네랄, 섬유질의 3부영양소가 세포의 생성 활동과 신진대사를 조절하는 촉매 역할을 한다.

효소는 단순히 생체 촉매 역할만 담당하는 것이 아니고, 대사를 중심으로 생명 활동과 생체의 효소 조절 역할을 함으로써 생명을 연장하는 데 중요한 역할을 한다.

3
발효 효소는 어떤 것인가요?

▶ **발효란?**

포괄적인 의미의 '발효'는 유기물이 미생물 등의 작용에 의해 분해되어 변화하는 현상을 말한다. 최소 1만 년 전부터 알려진 과정으로, 원래는 포도주와 맥주의 제조 과정에서 생기는 기포氣泡를 가리키는 말이었다.

이러한 기포 발생이 이산화탄소 때문이라는 것이 밝혀진 것은 17세기였다. 19세기에 루이 파스퇴르는 공기가 없는 혐기성嫌氣性 상태에서 사는 미생물과 효모에 의한 화학 변화를 설명하기 위해 좁은 의미에서 이 용어를 사용했다. 그는 또한 에틸 알코올과 이산화탄소 외에도 다른 발효 생성물이 있다는 것을 밝혔다.

'발효'의 학문적인 원래의 뜻은 미생물이 탈수소화를 에너지원으로 할 때 그 탄소 결합을 끊어서 알코올, 유기산, 탄산가스 등이 생성되는 현상을 말한다. 이것을 다른 표현으로 하면 '탄수화물의 호기적 호흡과 혐기적 호흡에서 나타나는 현상'이라고 할 수 있다.

호기적 호흡에서 나타나는 발효는 약용 효모나 사료 효모 균체를 생산하는 효모 공장의 발효 탱크 내에서 적응되는 발효이고, 혐기적 효모에서 나타나는 발효는 술 공장의 술독에서 나타나는 현상이다.

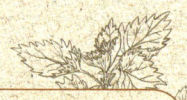

MEMO

발효와 부패

발효와 부패 현상은 다 같이 미생물의 작용(더 정확히 말하면 효소 작용)으로 일어나는 현상이며 상식적으로는 그 뜻이 어느 정도 구별될 수 있지만 학문적으로는 그 한계점이 모호한 면도 있다. 또한 발효와 부패의 뜻 구별은 어떤 기질에 미생물이 작용해서 나타난 현상이 목적에 부합하느냐 부합하지 않느냐로 구별하고 있다.

▶ **발효 효소의 효능**

발효 효소에는 비타민과 미네랄은 물론 천연 과당과 효소가 매우 풍부하다. 당분과 비타민, 미네랄은 우리 몸의 피와 살과 뼈, 효소, 호르몬을 만든다. 이 때 주재료는 당분이고 비타민과 미네랄은 보조 재료가 된다. 또 호르몬과 효소는 비타민과 미네랄이 주재료가 되어서 보조 재료인 당분이 충족되면서 만들어진다.

이렇듯 우리 몸에서 양질의 당분은 반드시 필요한 성분이다. 그런데 저질 당분을 섭취하고 양질의 당분을 외면하면 생명 활동 자체가 위축되어 각종 질병에 시달릴 수밖에 없다.

양질의 당분 가운데 제일은 역시 발효 효소를 만들 때 함께 만들어지는 천연 과당이다. 효소가 충만하여야 비로소 과당이 비타민, 미네랄과 어우러져 피가 되고 살이 되고 뼈가 되는 것이다.

효소는 우리 몸이 영양을 소화 흡수하는 일을 하며, 흡수된 영양소를 저장하고 필요에 따라 조직이나 세포로 보내는 일도 한다. 또한 영양소를 가지고 피와 살과 뼈를 만드는 일도 효소가 하며, 숨 쉬고 움직이는 데 필요한 에너지를 만드는 일도 효소가 한다.
또한 에너지를 만드는 과정에서 발생한 독소나 노폐물을 분해하여 몸 밖으로 내보내는 것도 효소가 하는 일이다. 즉 효소는 우리의 생명 활동 자체라 할 수 있다.

―― 4 ――
발효 효소에 설탕은 꼭 필요한 재료인가요?

과일, 채소, 산야초 등은 각각 순수 당분을 가지고 있지만 이들 재료로 발효 효소를 만들기 위해서는 당분을 이용해야 한다. 이때 당분을 보충하는 재료로 설탕을 사용한다.
설탕이 원재료와 만나면 삼투압 작용이 일어나 원재료 속의 수분과 각종 영양소가 함께 빠져나온다. 원재료에서 나온 수분과 영양소 등에 설탕이 녹아들면서 효소 발효액을 형성한다. 이 과정에서 원재료에 들어 있는 미생물들이 설탕을 먹고 왕성하게 번식하면서 발효를 촉진시키는 것이다. 즉, 설탕은 발효 과정에서 몸에 좋은 각종 미생물의 먹이 역할을 한다.

▶ **당분, 설탕의 종류**

우리 조상들은 발효를 할 때 엿질금을 당분 재료로 사용했지만, 현대에 들어서면서 설탕이 널리 보급된 이후로는 설탕을 일반적으로 사용하고 있다.

설탕은 용도에 따라서 백설탕, 황설탕, 흑설탕을 사용할 수 있다. 백설탕은 색과 맛, 향을 살리기 위해서 쓰고, 황설탕은 맛과 향을 살리기 위해서 이용하는데, 산야초 효소에서는 흑설탕은 많이 사용하지 않는 편이다. 흑설탕에는 캐러멜 성분이 많이 들어 있어서 산야초 본래의 맛과 향이 약해지기 때문이다.

효소를 만들었을 때의 맛으로 비교해 보면, 흑설탕으로 만든 것은 고아진 맛이 나고 황설탕으로 만든 것은 깔끔하고 재료의 본래 맛이 그대로 풍겨 나온다. 또한 설탕의 농도 면에서도 백설탕이나 흑설탕에 비해 가장 무난한 것이 황설탕이다.

▶ **발효에서 설탕의 역할**

❶ 삼투압 작용을 돕는다.
  즉 원재료가 설탕을 만나면 삼투압 작용으로 수분과 함께 원재료에 함유된 영양소들이 빠져나와 설탕과 융화 작용을 통해 효소 발효액을 형성하고 미생물들이 설탕을 먹고 번식 성장하여 발효를 촉진한다.

❷ 발효 속도와 부패에 큰 영향을 미친다.
  만약에 원재료의 성질은 고려하지 않고 원재료와 설탕을 무조건 1 대 1 비율로 섞는다면 매우 위험한 발상이다. 발효 과정에서 일어나는 부패를 예방하고, 원재료에 따라 설탕 양과 발효 속도를 다르게 해야 한다. 원재료보다 설탕이 적으면 발효 속도가 지나치게 빨라 식초나 술이 될 수 있고, 반대로 지나치게 많으면 발효가 제대로 이루어지지 않는다.

> **MEMO**
>
> **설탕**
>
> 설탕은 사탕수수와 사탕무에서 추출한 천연 당즙에서 불순물을 걸러내고 사람들이 이용하기 편리하도록 상품화한 순수한 자연식품을 말한다. 설탕은 화학적으로는 포도당분자 하나와 과당 분자 하나가 결합한 자당을 의미한다.

5
발효 기간과 환경이 중요한가요?

산야초 효소를 잘 만들기 위해서는 재료 못지않게 숙성 기간 동안의 환경이 매우 중요하다.

산야초 발효 효소를 만드는 데 첫 번째로 좋은 방법은 땅을 파서 항아리를 묻는 것이다. 항아리를 묻는 방법은 항아리의 70% 정도가 땅속으로 들어가게 항아리를 묻는다. 그 다음에 항아리 입구까지 흙으로 마저 덮은 뒤, 뚜껑을 덮고 뚜껑 위에도 흙을 약간 뿌린다. 그러면 숙성 기간 동안 항아리 위에 전체로 풀이 덮이면서 일정한 환경이 조성이 되면서 양질의 효소가 만들어진다.

두 번째 방법은 황토집을 이용하는 방법이다. 황토집을 지어서 그 안에 항아리를 놓고 산야초를 발효하면 좋다. 황토집은 일정 온도를 유지하면서 보이지 않는 독성도 어느 정도 해독하는 기능을 한다.

세 번째 방법은 나무 그늘이나 계곡을 이용하는 방법이다. 나무 그늘은 직사광선이 들지 않아 일정 온도를 유지할 수 있어서 좋고, 계곡은 항상 바람이 불고, 아침저녁으로 일교차가 심하기 때문에 산야초 효소의 맛이 좋아진다. 알맞은 환경을 마련했다면 다음으로 중요한 것은 숙성하는 기간을 각 재료에 따라서 다르게 해야 올바로 발효시킬 수 있다. 재료별 숙성 기간은 각 효소 만들기를 참조하면 된다.

6

잘 만든 발효 효소는 어떻게 구분하나요?

'잘 만든 효소'라고 하면 원재료의 색, 향, 맛을 보존하면서 먹기 좋아야 하고, 이상적인 농도를 갖춘 것이어야 한다. 약성이 잘 우러나오고 좋은 효소인지 감별하는 능력은 단시간에 생기지 않는다. 오랜 시간을 투자하여 다양한 효소를 눈으로 보고, 맛과 향으로 느껴지면서 직접 체험하는 과정을 거칠 때 비로소 3가지 감별 능력이 생긴다. 아이를 키우는 것과 같은 정성과 사람들의 건강과 행복을 책임진다는 사명을 가져야 한다.

▶ **3가지 감별 방법**
❶ 눈으로 감별하기
　효소 원액을 유리잔에 부어 색과 농도를 확인하여 원재료가 가지고 있는

본래 색과 농도가 나와야 한다. 백년초, 알로에 등은 원재료의 끈적거림이 남아 있어야 한다. 색과 농도를 확인한 뒤, 원액에 물을 부어 잘 섞이면 잘 만든 효소이고, 물과 분리된다면 숙성이 잘못된 것이다.

❷ 맛으로 감별하기

원재료의 맛이 나는지 맛을 본다. 원재료의 깊고 부드러운 맛이 나면서 감칠맛이 나야 하고, 침샘에 침이 고이면서 목 넘김이 부드러워야 한다.

❸ 향기로 감별하기

원재료 향이 그대로 살아 있어야 한다.

7

발효 효소를 먹으면 좋은 점이 무엇인가요?

▶ **원재료의 모든 영양소를 섭취할 수 있다.**

먹기 힘든 과일 껍질, 채소, 산야초 등의 모든 영양소를 쉽게 섭취한다. 포도, 다래, 배 등 과일은 껍질에 다량의 영양소가 있기 때문에, 과일 껍질을 발효시켜 효소로 섭취하면 우리 몸의 유해 성분을 해독하는 작용을 한다.

▶ **원재료보다 흡수가 더 잘된다.**

원재료를 그냥 섭취하는 것보다 소화 흡수력이 좋아지는 이유는 발효 과정에서 식물의 뿌리, 잎, 과일, 줄기, 씨앗 등이 유기물로 분해되어 소화 효소의 하나인 아밀라아제 효소가 생성되기 때문이다.

▶ **몸에 이로운 생리 활성화 물질이 새로 만들어진다.**

설탕이 삼투압 과정을 거치면서 효소 성분과 모든 영양소를 100% 생리 활성화 물질을 생성한다. 활성화된 원재료 영양분과 새로운 생리 활성화 물질(각종 미네랄)이 우리 몸을 건강하게 만든다.

▶ **원재료보다 장기간 저장할 수 있다.**

제철이 아닐 때에도 다양한 영양분을 섭취할 수 있으며, 발효를 통해 영양분과 효과가 높은 효소를 추출하여 저장하지 못하는 각종 과일과 산야초를 섭취할 수 있다.

— 8 —

왜 산야초 발효 효소를 먹어야 하나요?

녹색 야생초에는 베타 카로틴이라는 영양소가 풍부하게 함유되어 있다. 베타 카로틴은 해독 작용을 하며 현대인에게 가장 필요한 해독제로서 암 예방, 노화 방지, 당뇨 등에 필수적인 요소이다.

산야초는 재배 채소에 비해 월등한 생명력을 품고 있으며 약성의 효력도 뛰어나다. 산야초는 현대인에게 부족하기 쉬운 각종 비타민과 효소, 무기질, 식이 섬유 등이 풍부하게 들어 있다. 혈액 정화 능력이 뛰어나며 풍부한 비타민과 미네랄, 식이 섬유가 장을 깨끗하게 해준다.

국산 산나물 21가지 중에서 발암 물질인 ThD-D, B, P, Z-af 등의 활성 억제 효과를 실험한 결과, 취나물을 비롯한 냉이, 곰취, 씀바귀, 잔대 순, 쇠비름, 개미취, 질경이 등 10종류는 이들 발암 물질의 활성을 80% 이상 억제하는 것으로 알려져 있다.

산야초
효소
만들기의
기초

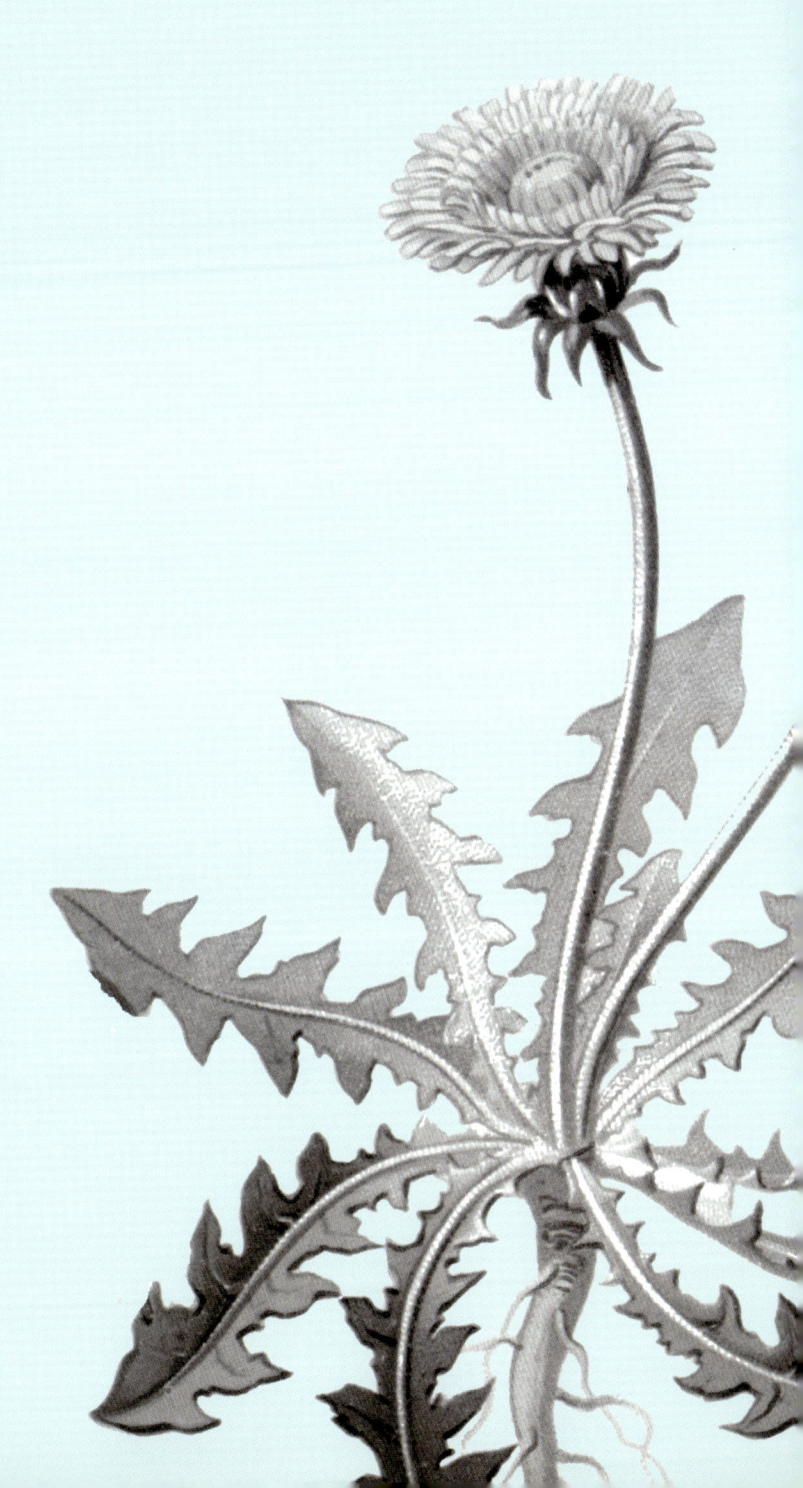

1
발효 용기

산야초 효소를 목적에 따라 만들기 위해서는 무엇보다 산야에 자생하는 산야초의 이름과 용도를 잘 알아야겠지만, 이와 더불어 이 재료를 담아 발효·숙성시키는 용기가 매우 중요하다.

아무리 좋은 재료로 설탕에 잘 버무려 발효·숙성을 시켜도 담는 그릇이 좋지 않으면 전부 허사가 된다.

가장 좋은 것은 항아리이다. 숨을 쉬는 항아리는 이물질은 밖으로 내뿜고 온도를 일정하게 맞추기 때문 가장 적합한 용기이다. 이 밖에 과실주 담는 데 많이 쓰는 유리 항아리와 플라스틱 과실주 용기도 있다.

산소 공급이 잘되는지 여부에 따라 효소의 질이 많이 달라지지만, 상업적으로 대량 생산하는 것이 아니라 가정에서 사용할 용도라면 유리 용기나 플라스틱 용기를 사용해도 괜찮다.

▶ **전통 항아리 사용법**

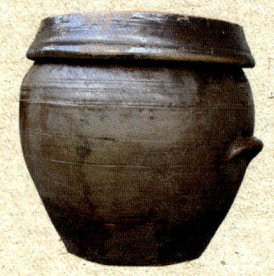

전통 항아리를 사용할 때에는 속에 박혀 있는 인을 빼내야 한다.
❶ 항아리에 물을 가득 채운 후 명반 2~3숟가락을 넣고 3일 정도 놔둔다.
❷ 그러고 나서 명반물을 버리고 깨끗한 물을 부어 3일 정도 우려낸다. 그래도 냄새가 날 경우 짜다고 느낄 정도의 소금물을 부어서 다시 3일을 놔둔다.
❸ 소금물을 버린 뒤 깨끗한 물로 3일 정도 우려낸다.
❹ 마지막으로 짚을 태워 항아리를 소독하고 물로 다시 닦아내고 햇볕에 잘 말린다.

MEMO

옹기

옹기는 우리가 세계에 자랑할 말한 최고의 바이오 세라믹인데 이것이 일제강점기를 거치면서 왜곡되기 시작했다. 예전에는 옹기를 만들 때 자연 유약을 썼다. 참나무를 태워 그 재를 유약으로 사용했는데, 일제 때부터는 낮은 온도에서도 잘 녹고 손이 덜 가는 망간과 연단(광명단)을 섞어 사용하게 되었다. 이렇게 만든 옹기는 눈이 부실 정도로 반짝거려 보기는 좋지만, 연단의 납 성분은 인체에 해를 끼치기 때문에 사용하지 않는 것이 좋다.

2
여러 가지 도구

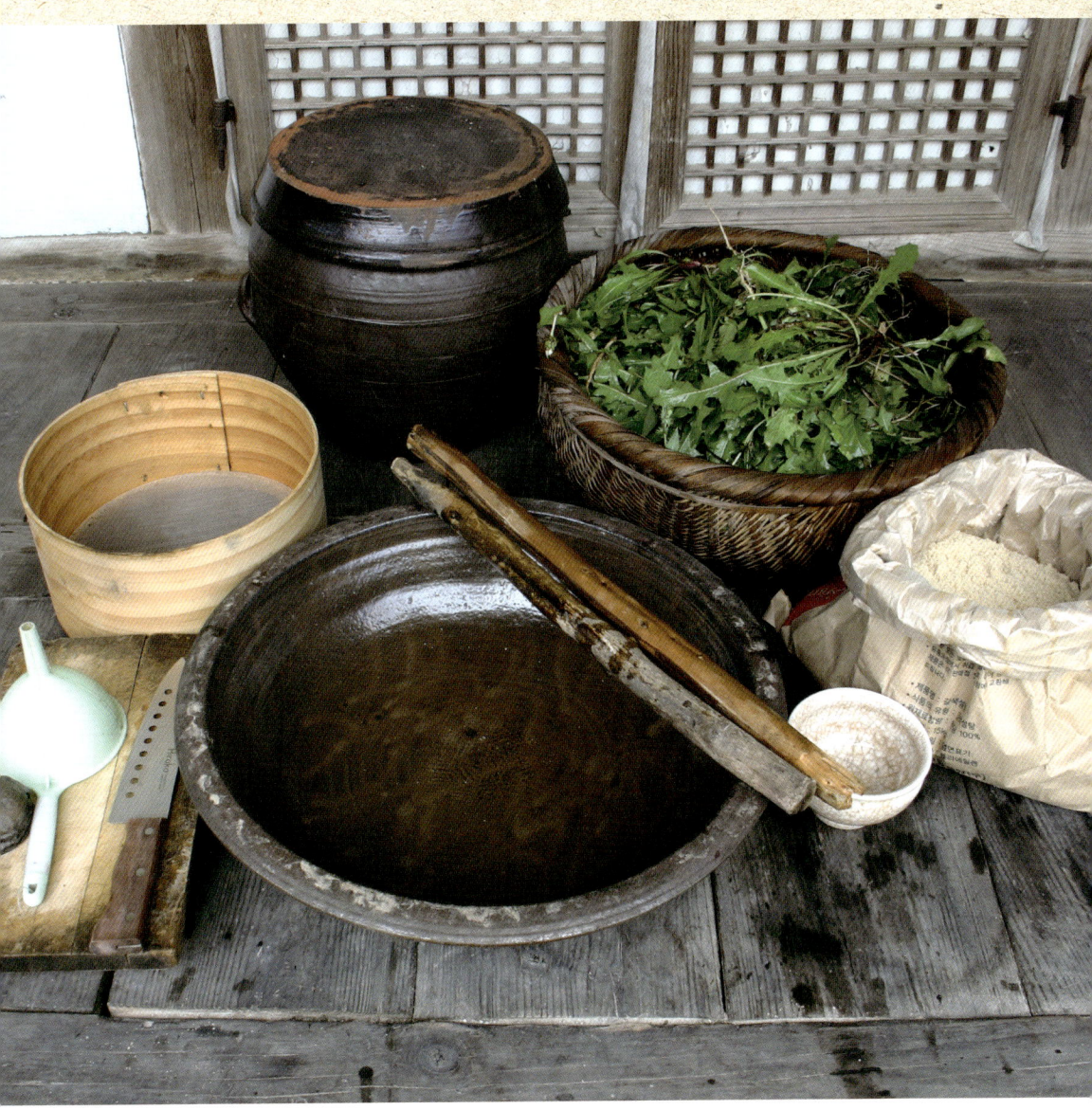

산야초 효소 만들기의 기초

▶효소를 담그는 데 필요한 도구들

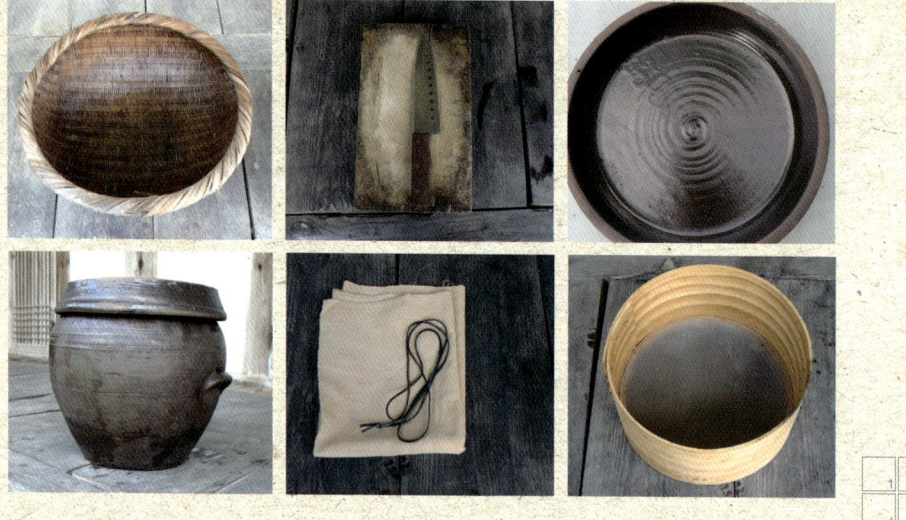

❶ 소쿠리 산야초를 씻어서 물기를 뺀다.

❷ 칼과 도마

❸ 설탕 버무리는 그릇 산야초 재료와 설탕을 버무릴 때 쓴다.

❹ 발효와 숙성 용기-항아리, 유리병, 플라스틱 병 설탕에 버무리 재료를 담아서 발효시키고, 발효액을 걸러서 숙성시킬 때 사용한다.

❺ (항아리를 사용한 경우) 천과 고무줄
발효 항아리 입구 봉합용으로 쓴다.

❻ 거름망 발효 효소의 원액만 거를 때 쓴다.

3
효소 담그기 기본 과정

▶ 효소 담그기

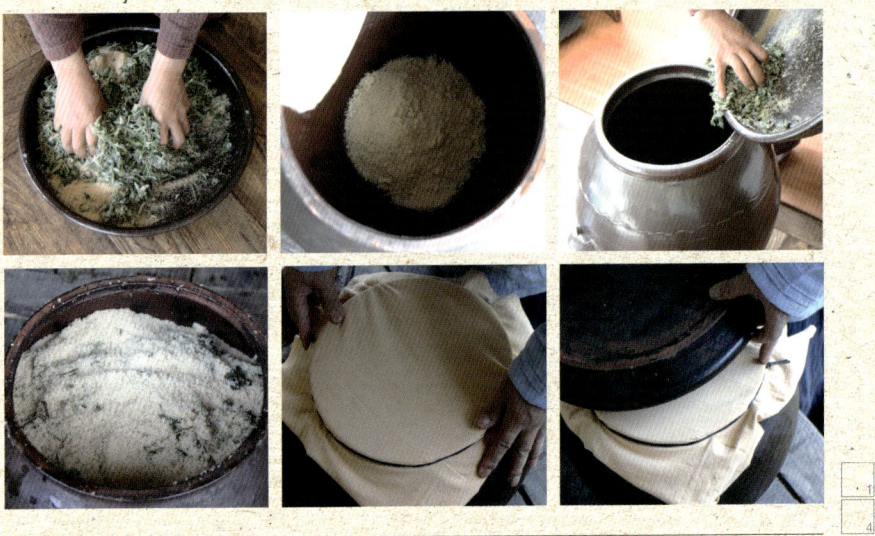

❶ 준비한 산야초를 잘게 썰어서 설탕에 버무린다.
   (열매 재료 등은 썰지 않고 그대로 사용하고, 재료에 따라서는 설탕에 버무리지 않기도 한다.)
❷ 발효 용기 바닥에 설탕을 1~2cm 깐다.
❸ 설탕에 버무린 재료를 용기의 약 70% 선까지 담는다.
❹ 재료가 보이지 않을 만큼 설탕으로 덮는다.

❺ 항아리 입구를 천과 고무줄로 밀봉한다.
❻ 항아리 뚜껑을 덮는다.

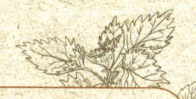

> **MEMO**
>
> **발효 용기 바닥에 설탕을 까는 이유**
> 땅에 저 올라오는 안 좋은 기운을 차단해 주기도 하고 설탕이 부족할 때 미생물의 먹이로 사용되기도 하고, 발효 용기 안의 온도를 일정하게 유지시켜 주는 역할도 한다.

▶ 발효 원액 거르기

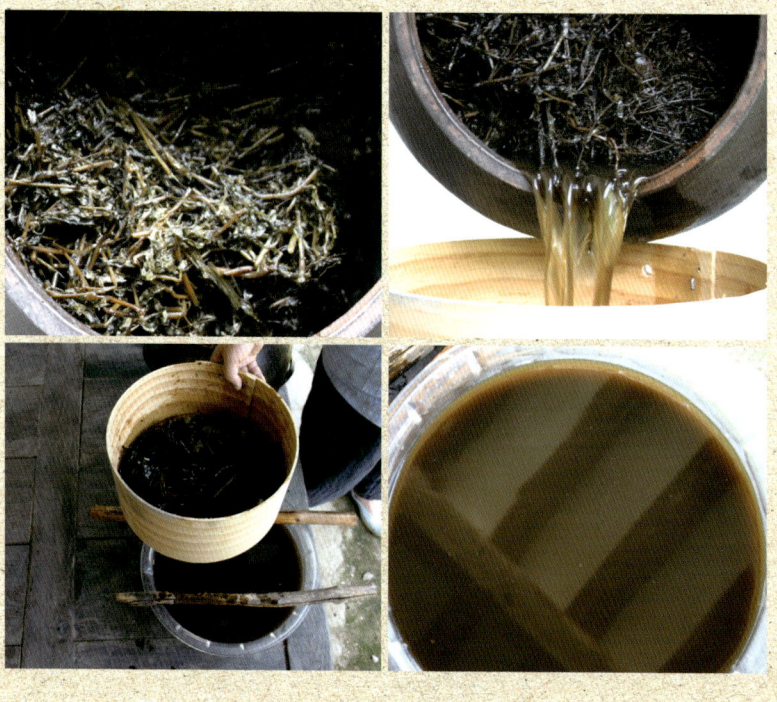

1	2
3	4

❶ 효소 발효가 끝났는지 확인한다.
❷ 효소를 거르기 위해 숙성용 용기와 거르기에 편리한 도구를 준비한다.
❸ 바닥에 남아 있는 설탕이 따라 나오지 않게 효소 액만 걸러낸다.
❹ 효소 재료를 걸러낸 원액만 숙성 항아리에 담는다. 숙성 기간은 재료에 따라 모두 다르지만 최소 1년 넘게 하는 것이 이상적이다.

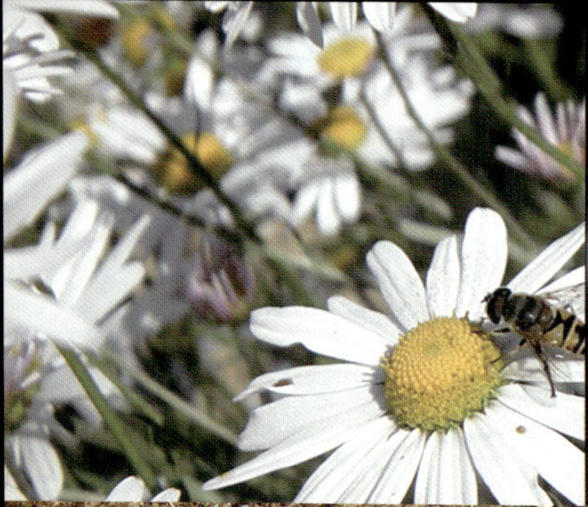

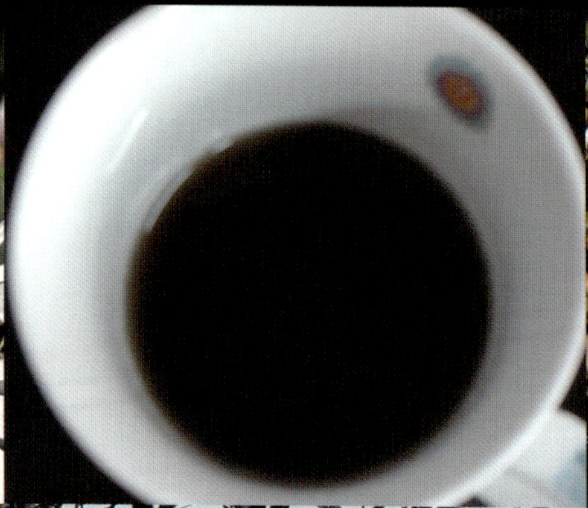

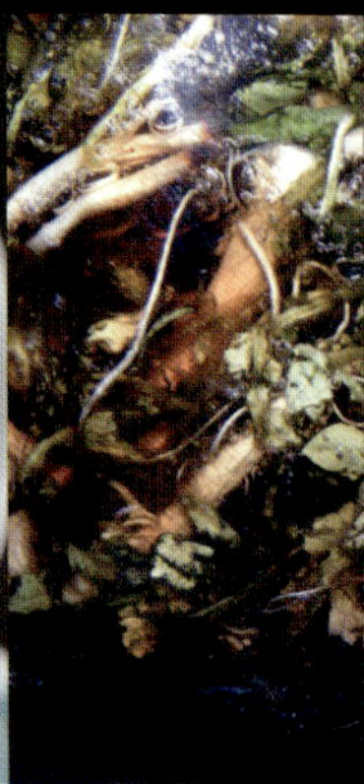

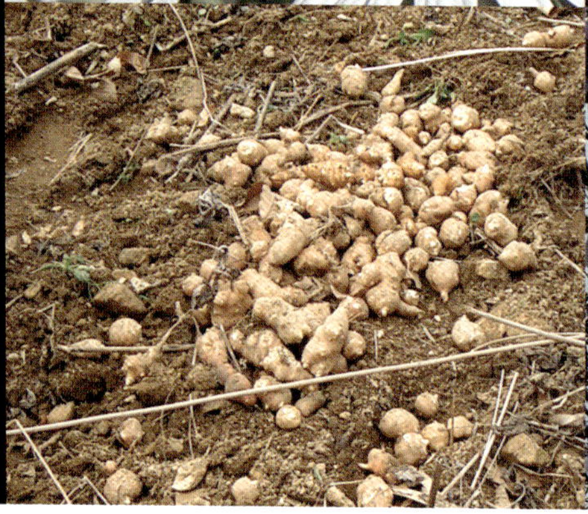

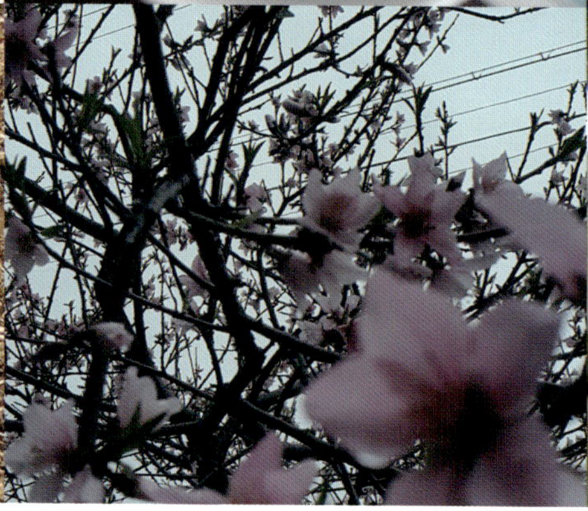

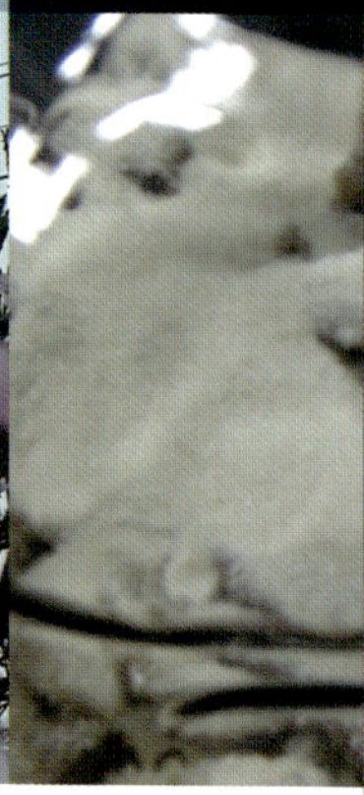

PART 1

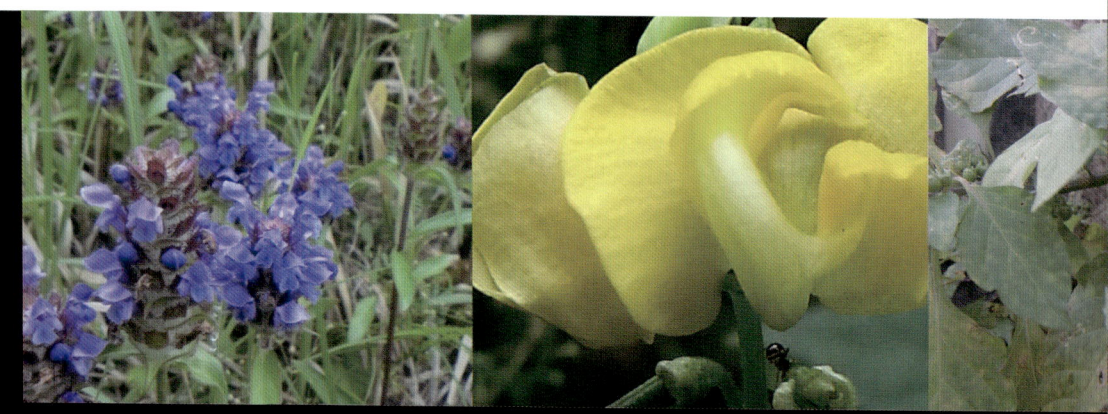

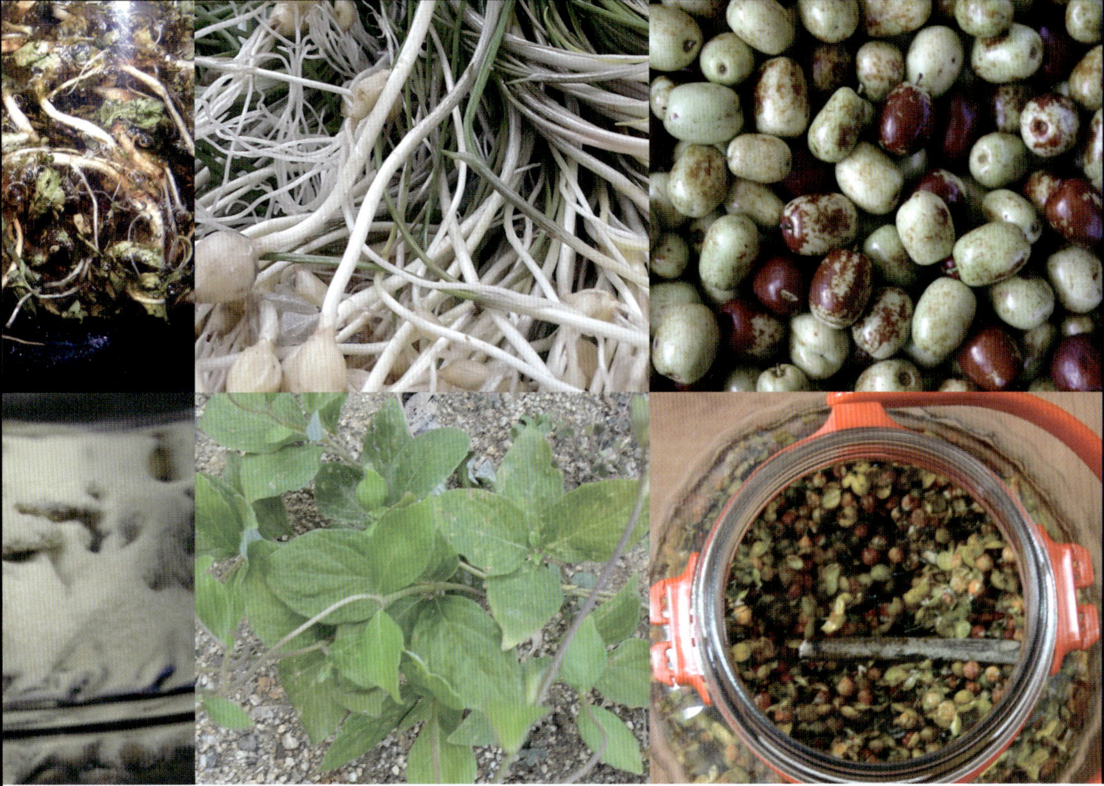

/ 열매로 담그는 효소 /

가지　까마중 열매　개다래　개머루　대추　모과　산초　오미자　탱자　돌복숭아

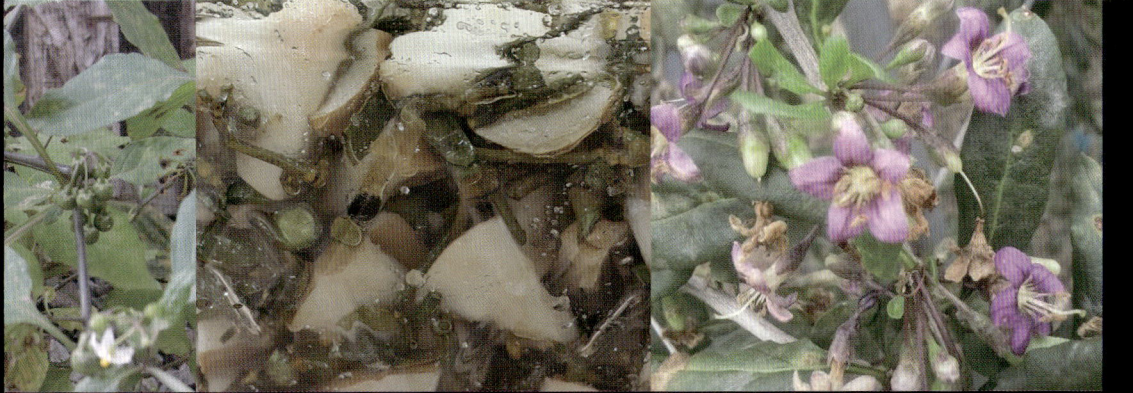

가지

생약명으로는 '가자' 또는
'가근'이라고 한다. 가짓과에
속하는 한해살이풀로 가을에
열매를 채취해서 식재료로
사용하고 효소도 담글 수 있다.
효소를 담그고 발효 기간은
3~4개월을 거치고,
숙성 기간은 1년 이상이다.

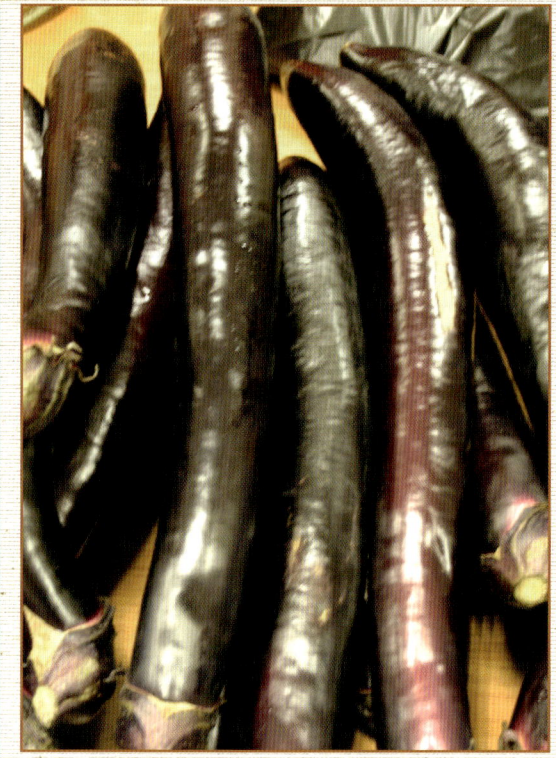

가지

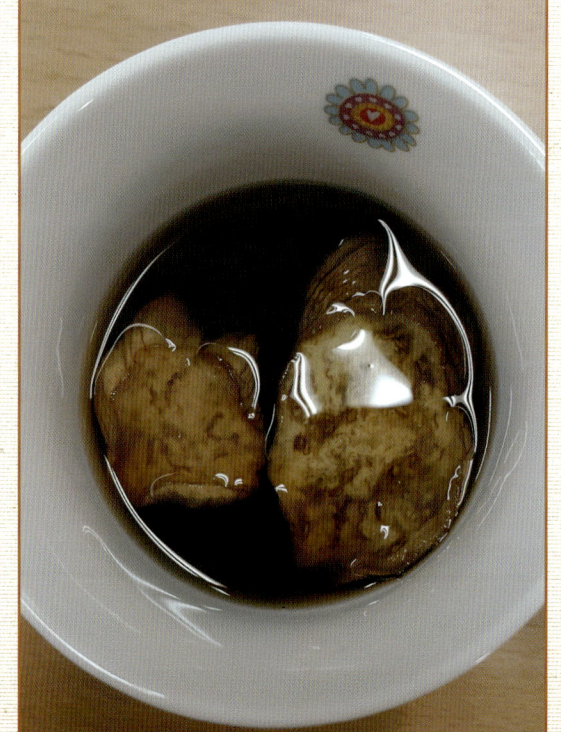

가지효소

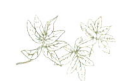

효능 대표적인 효능으로 열을 내리고 혈액 순환을 돕고 통증을 줄여주고 부기를 삭히는 작용이 있다. 피부가 벗겨졌을 때 치료하는 효과가 있다. 위·십이지장 궤양, 위암, 유방암에도 효과가 있다. 빈혈, 하혈 증상을 개선하고 혈액 속의 콜레스테롤을 저하시키는 작용이 있다. 가지의 특유한 색인 안토시안계 나스닌자주색과 히아신적갈색이라는 배당체는 지방질을 잘 흡수하고 혈관 안의 노폐물을 용해하고 배설시키는 성질이 있어서 피를 맑게 한다.

성분 단백질, 탄수화물, 칼슘, 인, 안토시안계 색소, 비타민 A·C, 스코폴레틴Scopoletin과 스코파론Scoparone이라는 경련 억제 성분 등을 함유하고 있다.

담그기

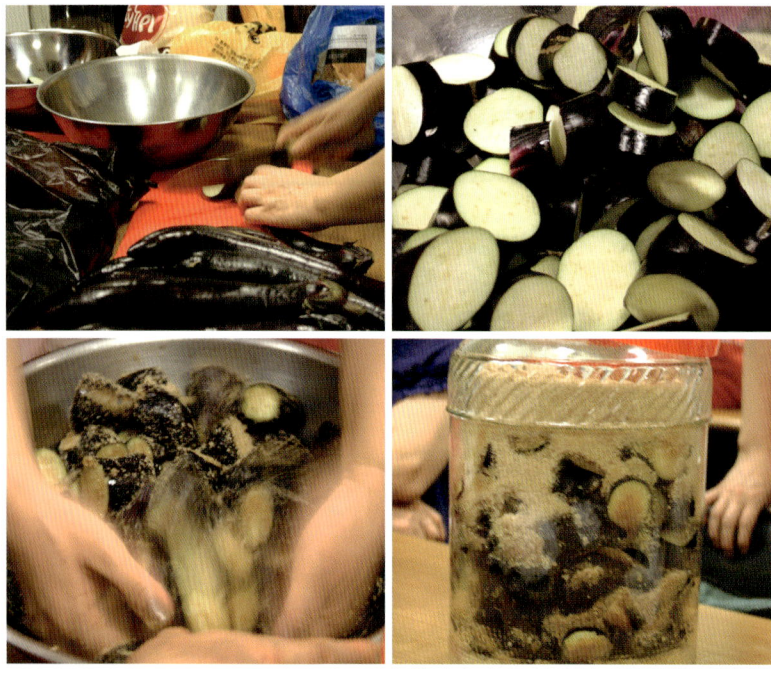

1 가지 열매를 깨끗이 손질하여 준비한다.

2 손질한 재료를 잘게 썬다.

3 잘게 썬 재료에 황설탕(백설탕)을 넣고 살살 버무려준다.

4 용기 바닥에 설탕을 1~2cm 깐다.

5 설탕에 버무린 재료를 용기의 약 70% 선까지 담는다.

6 재료가 보이지 않을 만큼 설탕으로 덮은 뒤 밀봉하여 발효될 때까지 기다린다.

7 발효가 끝나면 거름망에 밭치고 원액만 걸러내서 숙성 용기에 담는다.

까마중 열매

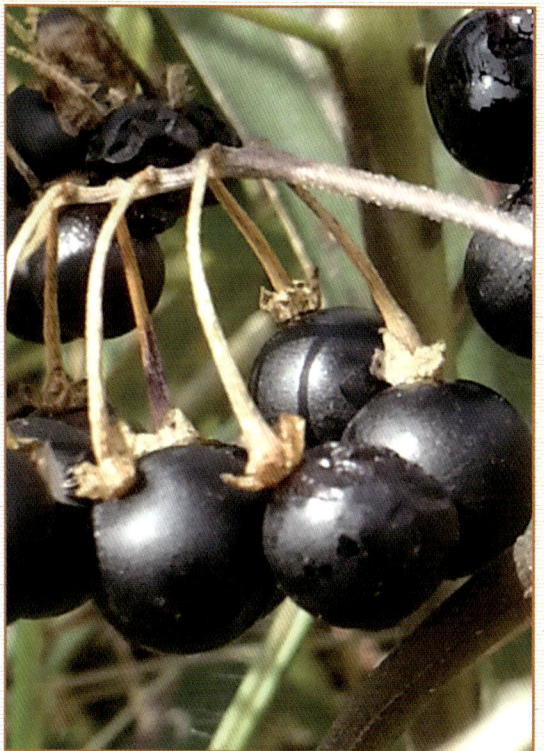
까마중 열매

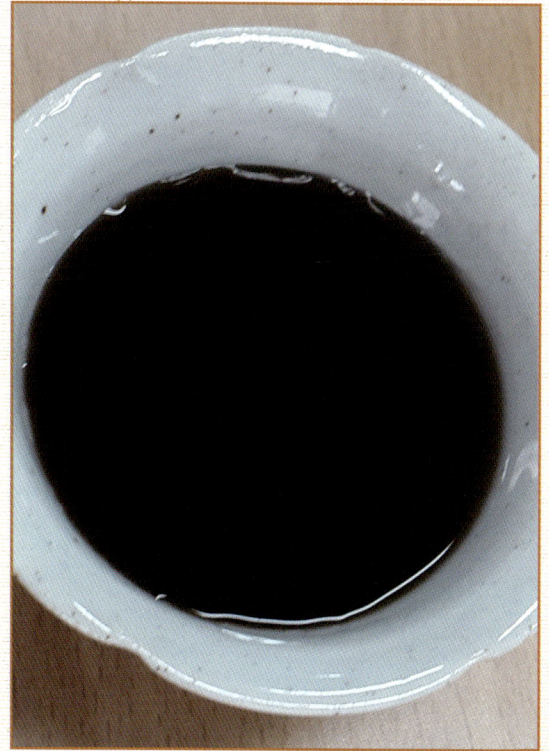
까마중 효소

생약명으로는 '흑성성'이라고 한다. 가짓과에 속하는 한해살이풀이다. 열매는 식용하고 잎과 줄기는 약재로 쓴다. 8~9월에 열매를 채취해서 효소를 담글 수 있는데, 이때 완전히 익은 열매를 채취해야 한다. 익지 않은 열매에는 독이 있기 때문에 특히 주의해야 한다. 효소를 담그고 발효 기간은 약 2개월을 거치고, 숙성 기간은 1년 이상이다.

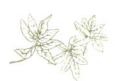

효능 각종 암에 효과가 있다고 알려져 있다.

성분 해열 작용을 하는 솔라닌과 솔라마르신이라는 알칼로이드를 함유하고 있다.

담그기

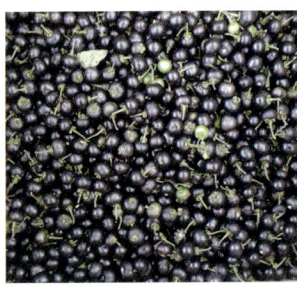 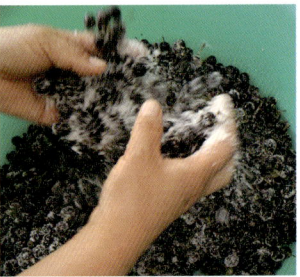

1 까마중 열매를 잘 손질한다.
2 잘 손질한 까마중 열매에 백설탕을 넣고 살살 버무려준다.
3 용기 바닥에 설탕을 1~2cm 깐다.
4 설탕에 버무린 까마중 열매를 용기의 약 70% 선까지 담는다.
5 까마중 열매가 보이지 않을 만큼 설탕으로 덮은 뒤 밀봉하여 발효될 때까지 기다린다.
6 발효가 끝나면 거름망에 밭치고 원액만 걸러내서 숙성 용기에 담는다.

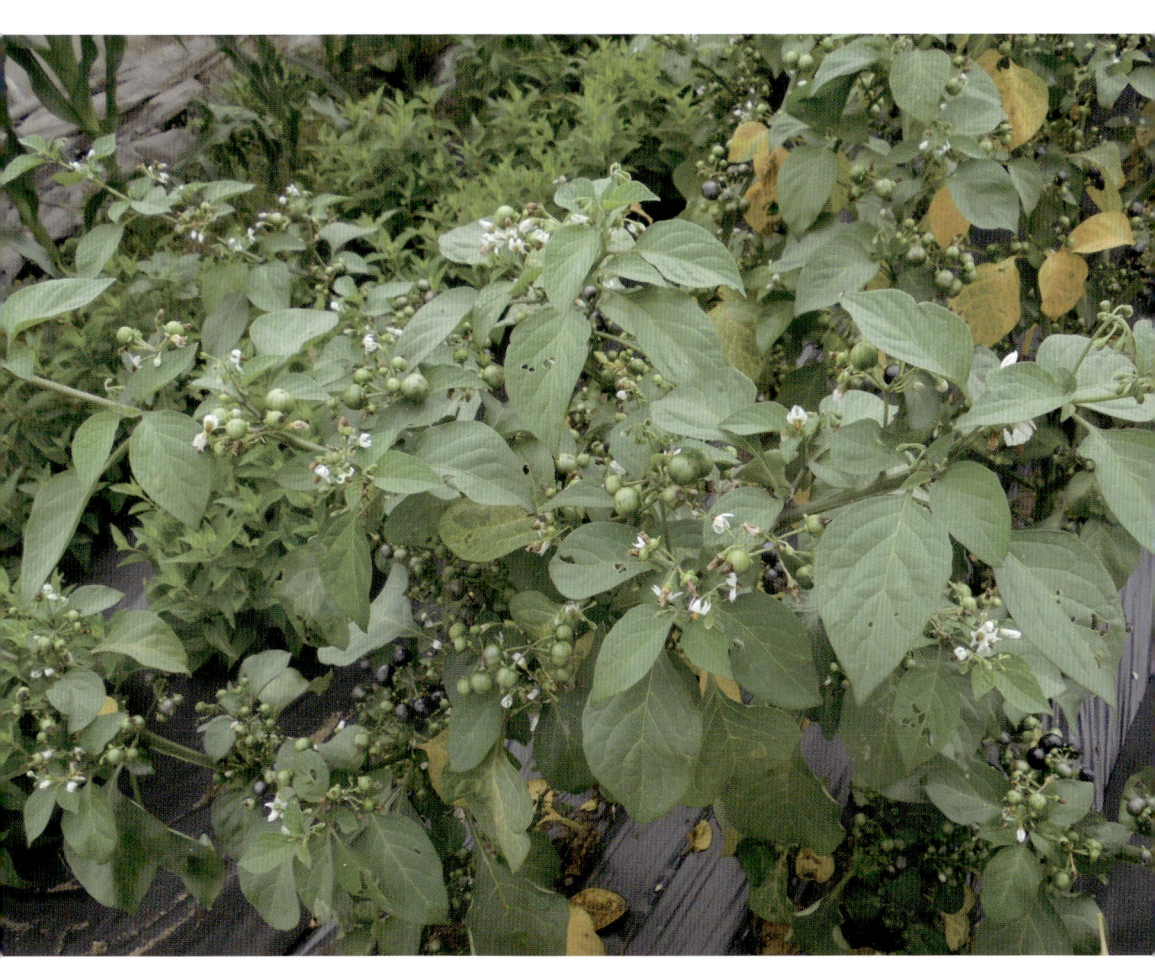

개다래

흔히 '개다래나무'라고도 하며, 생약명으로는 '목천삼', '천삼'이라고 한다. 다랫과의 덩굴로 자라는 낙엽 활엽수이다. 열매는 8~9월에 적황색으로 익으면 약용이나 식용할 수 있다. 효소를 담그고 발효 기간은 4~5개월을 거치고, 숙성 기간은 1년 이상이다.

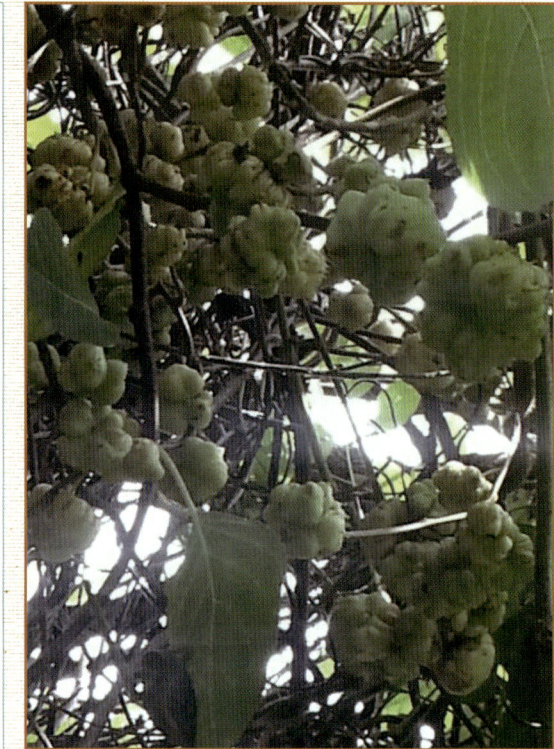

개다래 열매

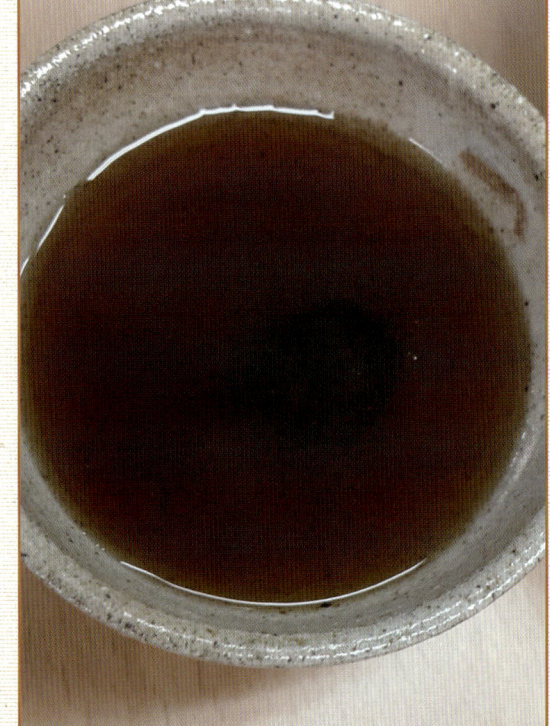

개다래 효소

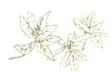

효능 　모온, 강장, 거풍 등의 효과가 있다. 요통, 류머티스, 복통, 월경불순, 중풍, 안면 신경마비 등의 치료에 쓴다.

성분 　액티니딘Actinidine, 마타타빌락톤Mactatabilactone 등을 함유하고 있다.

담그기
1 개다래 열매를 잘 손질한다.
2 잘 손질한 개다래 열매에 설탕을 넣고 살살 버무려준다.
3 용기 바닥에 설탕을 1~2cm 깐다.
4 설탕에 버무린 개다래 열매를 용기의 약 70% 선까지 담는다.
5 개다래 열매가 보이지 않을 만큼 설탕으로 덮은 뒤 밀봉하여 발효한다.
6 발효가 끝나면 거름망에 밭치고 원액만 걸러내서 숙성 용기에 담는다.

개머루

포도과의 덩굴로 자라는 낙엽 활엽수이다. 열매는 6~9월에 채취할 수 있다. 효소를 담그고 발효 기간은 2~3개월을 거치고, 숙성 기간은 1년 이상이다.

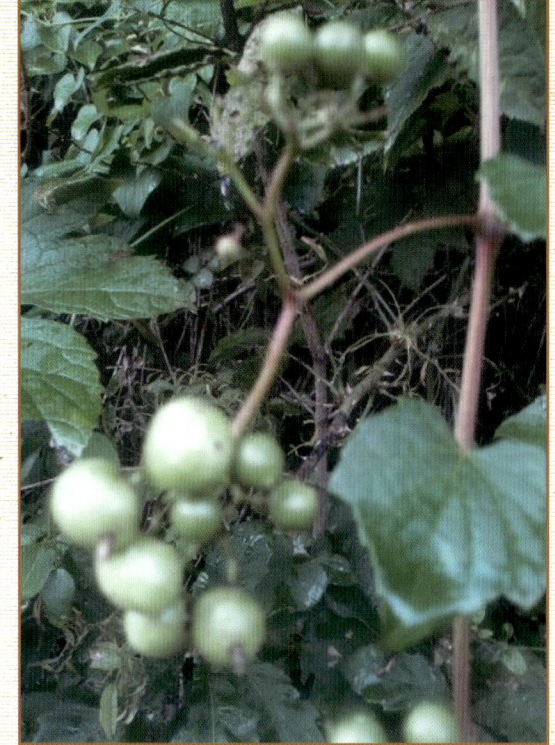

개머루 열매

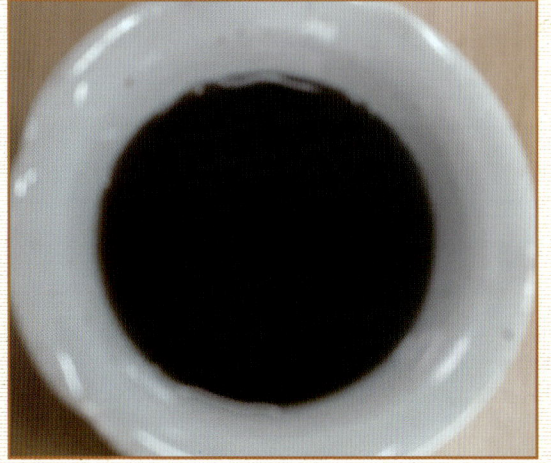

개머루 효소

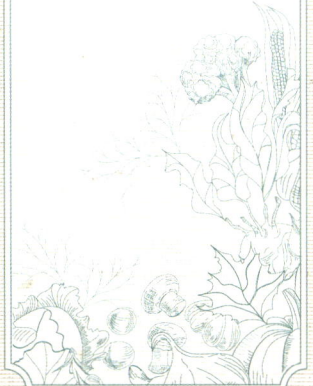

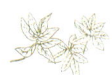

효능 이뇨, 해열, 거풍, 소염 등에 효과가 있다. 오줌이 붉고 잘 나오지 않는 증세를 비롯하여 만성 신장염, 간염, 풍습성의 관절통증 등의 치료에 쓴다. 그 밖에 종기 치료를 하는 데도 쓴다. 또한 일본에서는 민간 요법으로 맹장염에 걸렸을 때 열매를 짓찧어서 식초와 밀가루를 넣어 잘 갠 뒤 환부에 붙이면 큰 효과를 얻는다고 알려져 있다.

성분 유기산, 글리코시드, 오에닌^{Oenin} 등을 함유하고 있다.

담그기
1. 개머루 열매를 잘 손질한다.
2. 잘 손질한 개머루 열매에 황설탕을 넣고 살살 버무려준다.
3. 용기를 바닥에 설탕을 1~2cm 깐다.
4. 설탕에 버무린 개머루 열매를 용기의 약 70% 선까지 담는다.
5. 개머루 열매가 보이지 않을 만큼 설탕으로 덮은 뒤 밀봉하여 발효한다.
6. 발효가 끝나면 거름망에 밭치고 원액만 걸러내서 숙성 용기에 담는다.

열매로 담그는 효소

대추

대추나무의 열매를 '대추'라고 한다. 생약명으로 '대조'라고 한다. 대추나무는 갈매나뭇과에 속하는 낙엽 활엽수이다. 열매는 9~10월에 채취할 수 있다. 효소를 담그고 발효 기간은 약 4개월을 거치고, 숙성 기간은 6개월 이상이다.

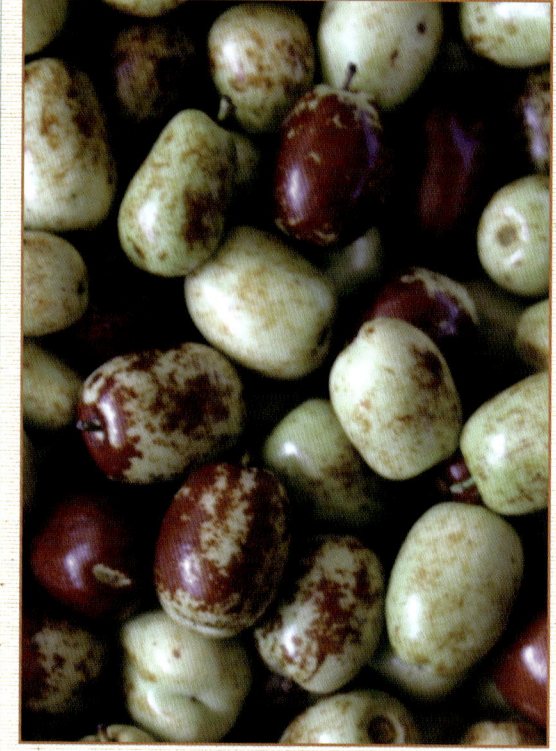

대추

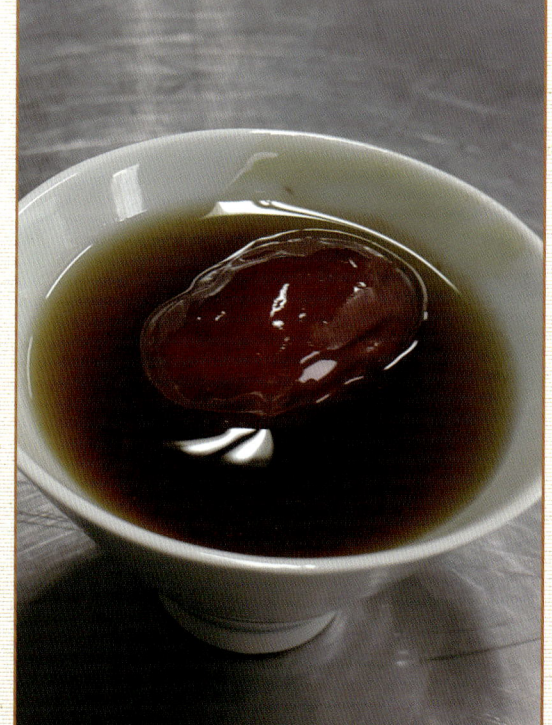

대추 효소

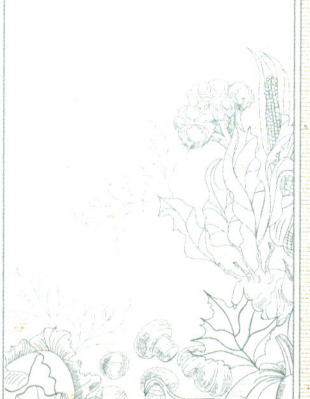

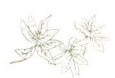

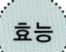 자양, 강장, 진해, 해독 등의 효능을 가지고 있다.

 당분과 트리테르페노이드^{Triterpenoid} 등을 함유하고 있다.

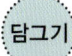

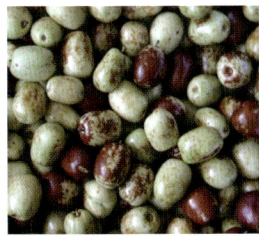 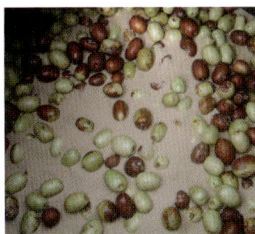 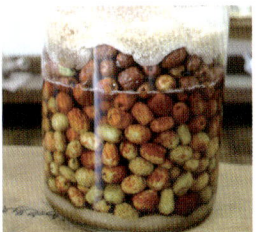

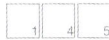

1 대추를 깨끗이 손질하여 준비한다.
2 용기 바닥에 설탕을 1~2cm 깐다.
3 대추를 용기의 약 70% 선까지 담는다.
4 위에서 설탕을 부으면 설탕이 대추 사이사이로 스며들어 간다.

5 재료가 보이지 않을 만큼 설탕으로 덮은 뒤 밀봉하여 발효될 때까지 기다린다.
6 발효가 끝나면 거름망에 받치고 원액만 걸러내서 숙성 용기에 담는다.

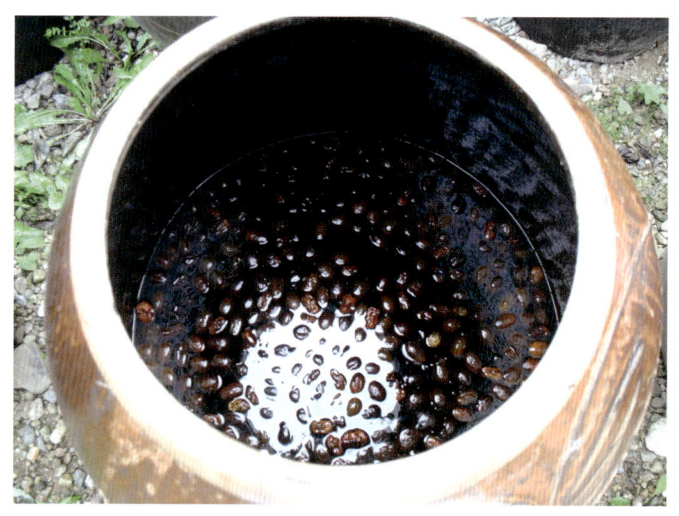

모과

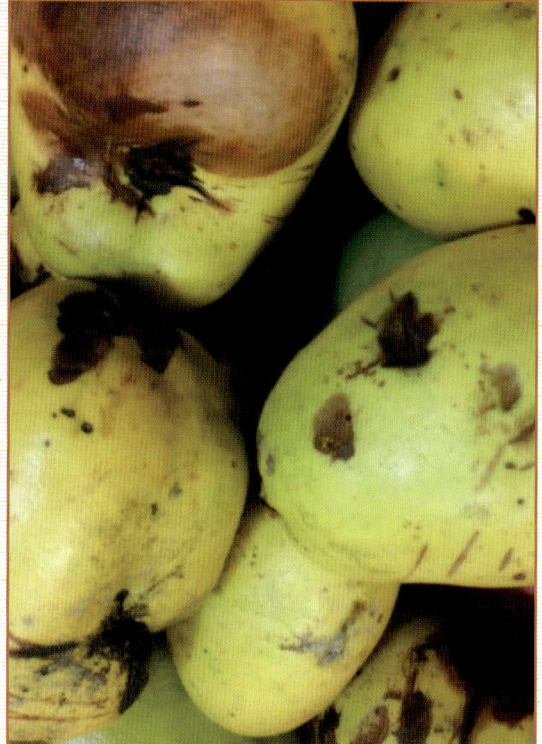
모과

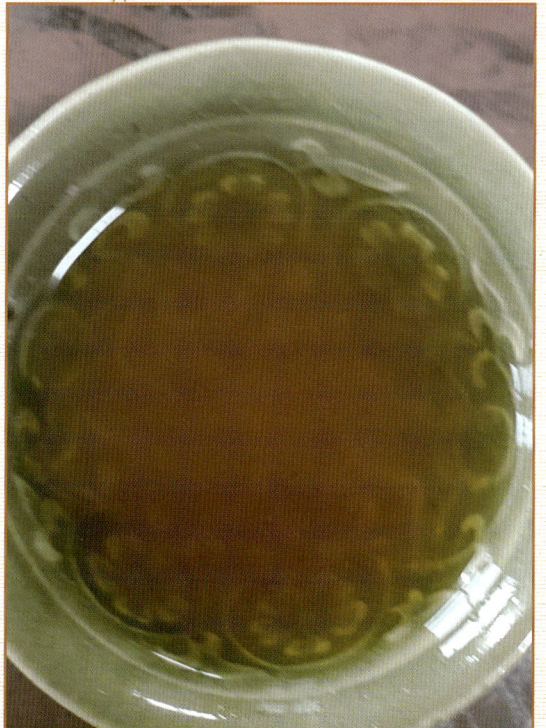
모과 효소

모과나무의 열매를 '모과'라고 한다. 모과나무는 장미과에 속하는 낙엽 활엽 교목이다. 말린 모과를 한약재로 쓸 때는 목과(木瓜)라고 한다. 가을에 향기롭고 노랗게 익은 열매를 한약재나 식용으로 사용한다. 10~11월에 채취하여 열매로 효소를 담글 수 있다. 효소를 담그고 발효 기간은 4~5개월을 거치고, 숙성 기간은 1년 이상이다.

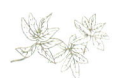

효능 진해, 거담, 지사, 진통 등에 효과가 있다. 천식, 기관지염, 폐렴, 설사, 신경통, 근육통, 빈혈증 등의 질환을 완화시키는 작용을 한다.

성분 다량의 타닌 등을 함유하고 있다.

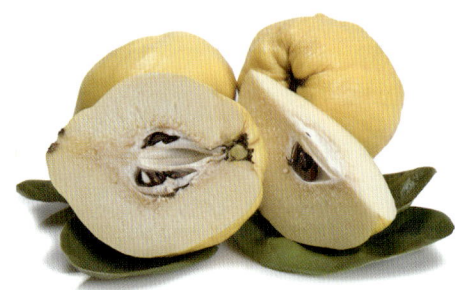

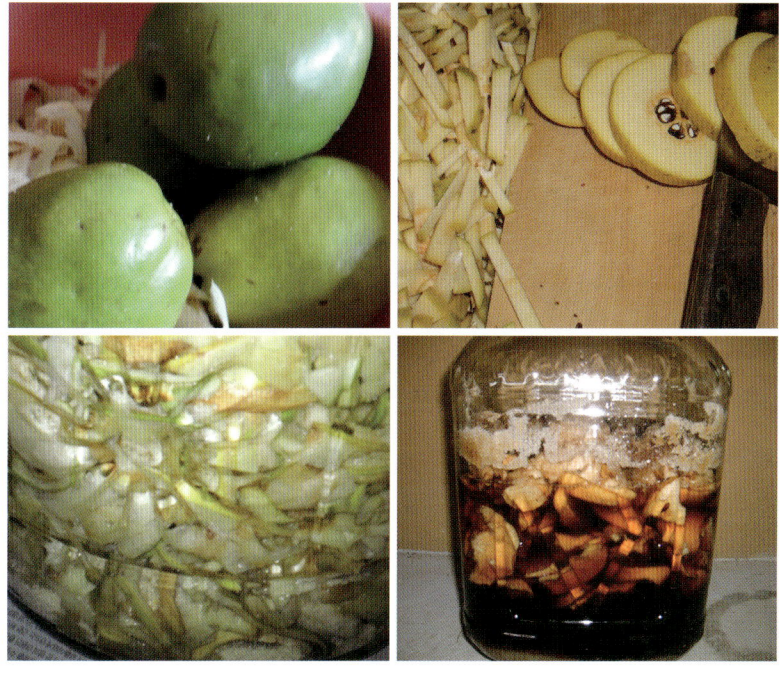

1 모과를 깨끗이 손질하여 준비한다.

2 손질한 재료를 잘게 썬다.

3 잘게 썬 재료에 황설탕을 넣고 살살 버무려준다.

4 용기 바닥에 설탕을 1~2cm 깐다.

5 설탕에 버무린 모과를 용기의 약 70% 선까지 담는다.

6 모과가 보이지 않을 만큼 설탕으로 덮은 뒤 밀봉하여 발효될 때까지 기다린다.

7 발효가 끝나면 거름망에 받치고 원액만 걸러내서 숙성 용기에 담는다.

산초

산초나무의 열매를
'산초'라고 한다. 산초나무는
운용과의 장미과에 속하는
낙엽 활엽 관목이다.
7~8월에 채취하여
열매와 잎으로 효소를
담글 수 있다. 효소를 담그고
발효 기간은 3~4개월을
거치고, 숙성 기간은
1년 이상이다.

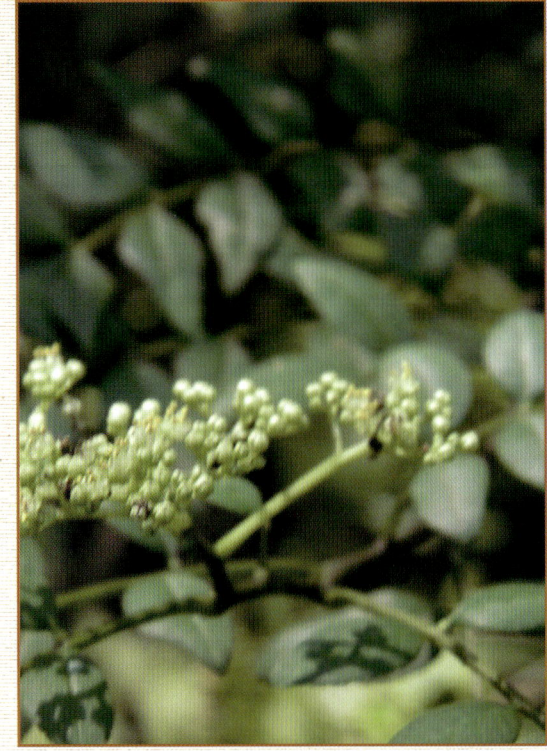

산초나무

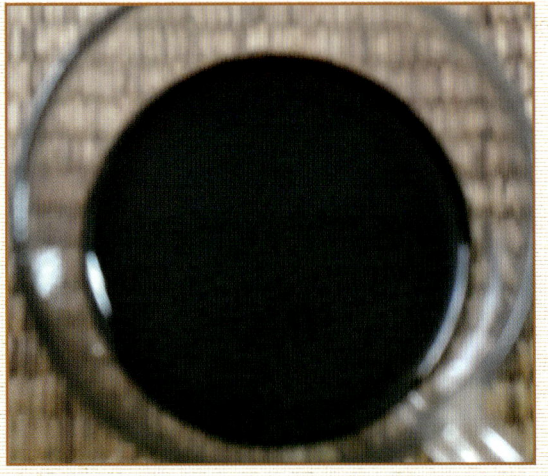

산초 효소

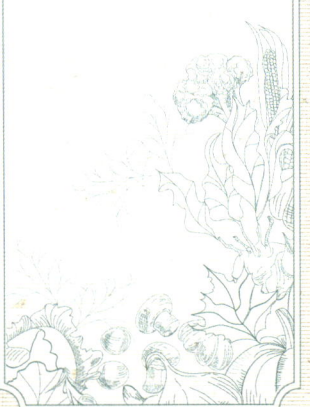

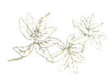

효능 건위, 정장, 구충, 해독 등에 효과가 있다. 소화불량, 식체, 위하수, 위확장, 구토, 이질, 설사, 기침, 회충구제 등의 치료에 쓴다.

성분 베르가프텐, 아에스쿨레틴 디메틸 에테르, 베르베린, 스킴미아닌 Skimmianine 등을 함유하고 있다.

담그기

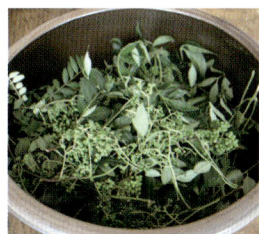 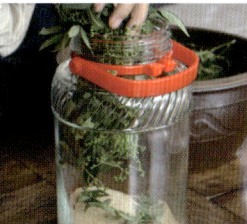 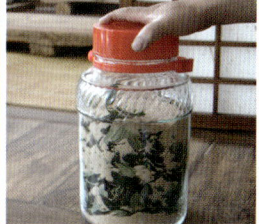

| 1 | 4 | 5 |

1 산초나무의 열매와 잎을 채취하여 손질한다.
2 손질한 재료에 설탕을 넣고 살살 버무려준다.
3 용기 바닥에 황설탕을 1~2cm 깐다.

열매로 담그는 효소 57

4 설탕에 버무린 재료를 용기의 약 70% 선까지 담는다.

5 재료가 보이지 않을 만큼 설탕으로 덮은 뒤 밀봉하여 발효될 때까지 기다린다.

6 발효가 끝나면 거름망에 밭치고 원액만 걸러내서 숙성 용기에 담는다.

오미자

오미자

오미자나무의 열매를 '오미자'라고 한다. 오미자나무는 오미자과의 덩굴로 자라는 낙엽 활엽수이다. 8~9월에 채취하여 열매로 효소를 담글 수 있다. 효소를 담그고 발효 기간은 2~3개월을 거치고, 숙성 기간은 6개월 이상이다.

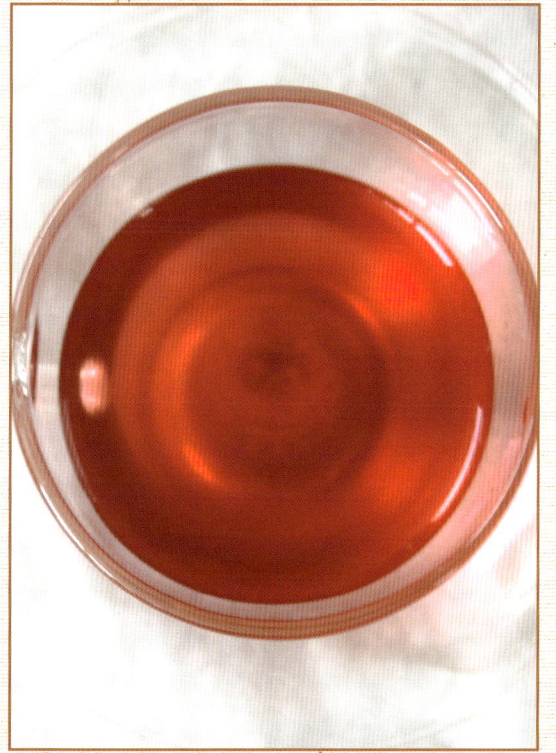

오미자 효소

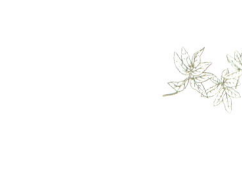

효능 자양, 강장, 진해, 거담, 지사, 지한 등의 효과가 있다. 폐질환으로 인한 기침, 유정, 음위, 식은땀, 입안이 마르는 증세, 급성 간염 등의 치료에 쓴다.

성분 갈락탄, 아라반 등 성분을 함유하고 있다.

담그기

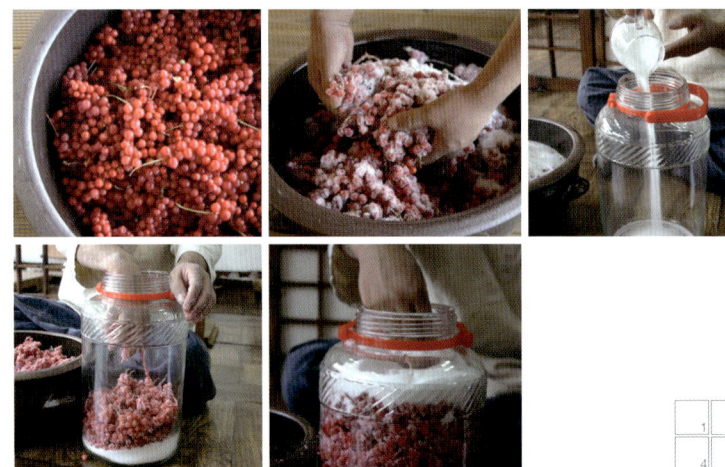

| 1 | 2 | 3 |
| 4 | 5 | |

1 오미자를 깨끗이 손질하여 준비한다.
2 오미자에 백설탕을 넣고 버무려준다.
3 용기 바닥에 설탕을 1~2cm 깐다.
4 설탕에 버무린 오미자를 용기의 약 70% 선까지 담는다.
5 오미자가 보이지 않을 만큼 설탕으로 덮은 뒤 밀봉하여 발효될 때까지 기다린다.
6 발효가 끝나면 거름망에 밭치고 원액만 걸러내서 숙성 용기에 담는다.

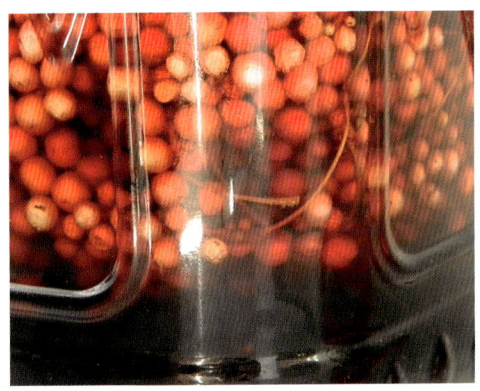

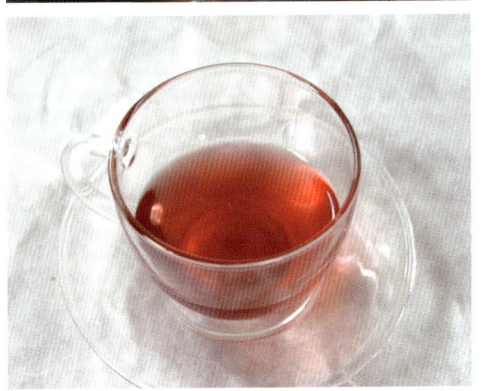

탱자

탱자나무의 열매를 '탱자'라고 한다. 탱자나무는 운향과에 속하는 낙엽 활엽 교목이다. 가을에 노랗게 익은 열매는 10~11월에 채취하여 효소를 담글 수 있다. 효소를 담그고 발효 기간은 2~3개월을 거치고, 숙성 기간은 6개월 이상이다.

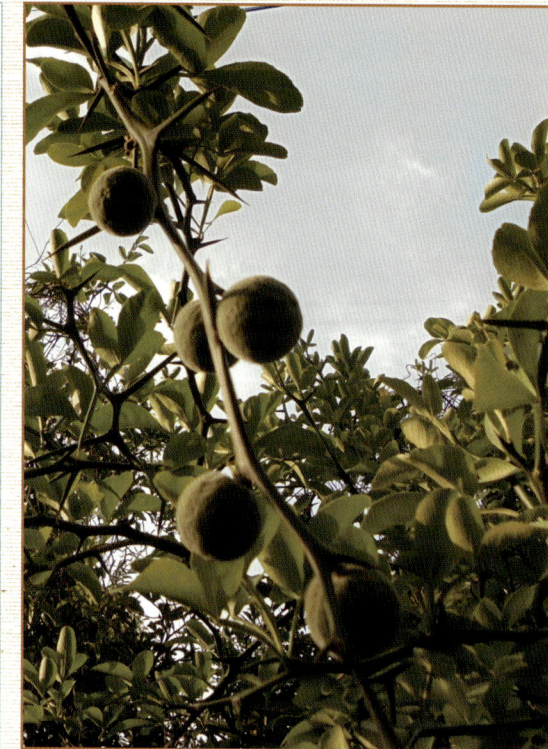

탱자나무

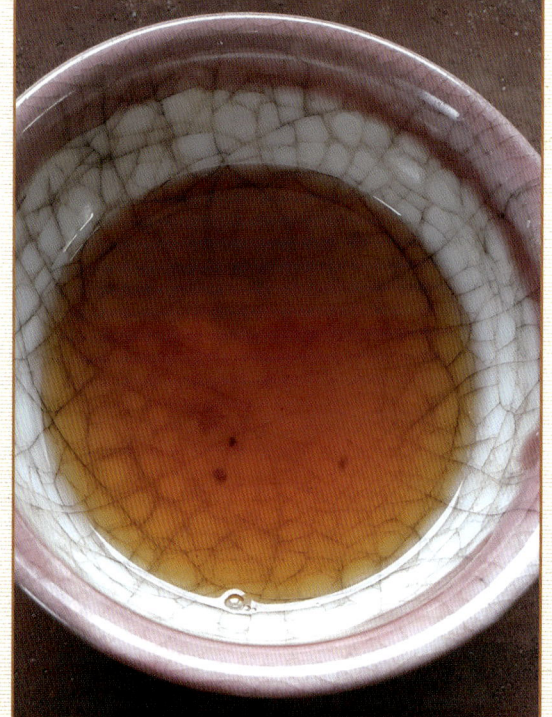

탱자 효소

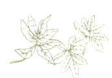

효능 건위, 이뇨, 거담. 진통, 이담 등에 효과가 있다. 소화불량, 변비, 위통, 위하수, 황달, 담낭질환, 가슴과 배가 부풀어 오르는 증세, 자궁하수 등의 치료에 쓴다.

성분 이소사쿠라네틴Isosakurantetin, 키코쿠틴Kikokuetin, 네오헤스테리딘Neohesperdin, 폰키린Poncirin, 스킴미아닌Skimmianine 등을 함유하고 있다.

담그기

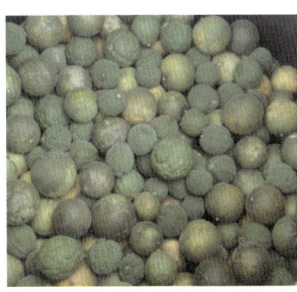 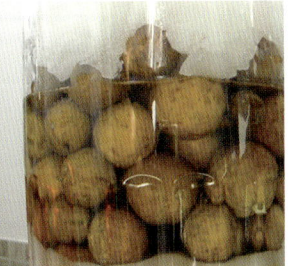

1 탱자를 깨끗이 손질하여 준비한다.
2 용기 바닥에 황설탕을 1~2cm 깐다.

3 탱자를 용기의 약 70% 선까지 담는다.

4 위에서 설탕을 부으면 설탕이 탱자 사이사이로 스며들어 간다.

5 탱자가 보이지 않을 만큼 설탕으로 덮은 뒤 밀봉하여 발효될 때까지 기다린다.

6 발효가 끝나면 거름망에 밭치고 원액만 걸러내서 숙성 용기에 담는다.

돌복숭아나무

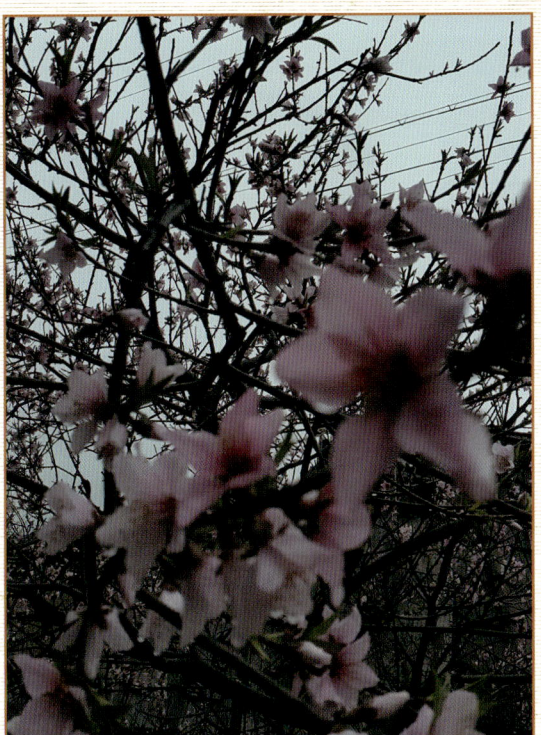

돌복숭아 효소

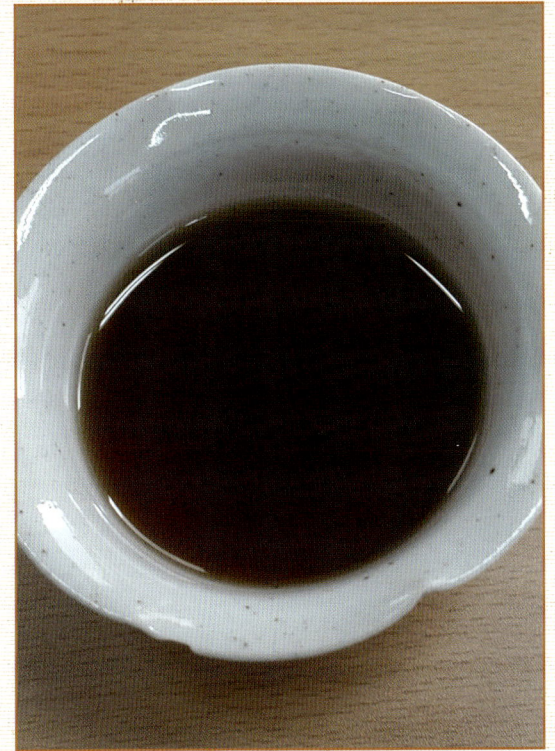

돌복숭아

돌복숭아나무의 열매를
'돌복숭아'라고 한다.
돌복숭아나무는 장미과에
속하는 낙엽 소교목이다.
8~9월에 채취하여
열매로 효소를 담글 수 있다.
효소를 담그고 발효 기간은
4~5개월을 거치고,
숙성 기간은 6개월 이상이다.

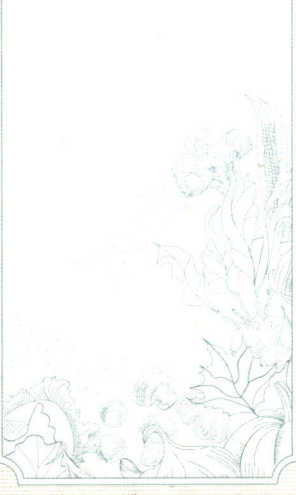

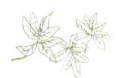

효능 통경에 효과가 있고 어혈을 풀어 주며 장의 활동을 순조롭게 해준다. 월경불순, 어혈로 인한 복통, 변비 등의 치료에 쓴다.

성분 벤잘데하이드, 코우마린, 말릭산, 아미그달린, 트리폴린 등의 성분을 함유하고 있다.

담그기

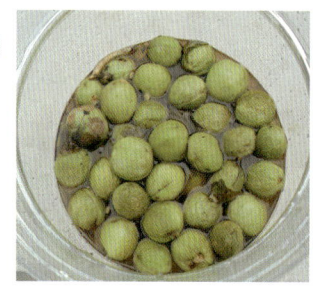 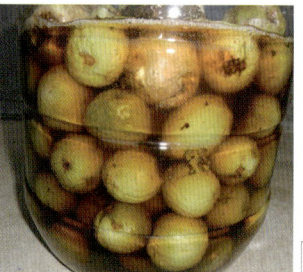

1 돌복숭아를 깨끗이 손질하여 준비한다.
2 용기 바닥에 황설탕을 1~2cm 깐다.
3 돌복숭아를 용기의 약 70% 선까지 담는다.
4 돌복숭아 위에 설탕을 부으면 설탕이 돌복숭아 사이로 스며들어 간다.

5 돌복숭아가 보이지 않을 만큼 설탕으로 덮은 뒤 밀봉하여 발효될 때까지 기다린다.
6 발효가 끝나면 거름망에 밭치고 원액만 걸러내서 숙성 용기에 담는다.

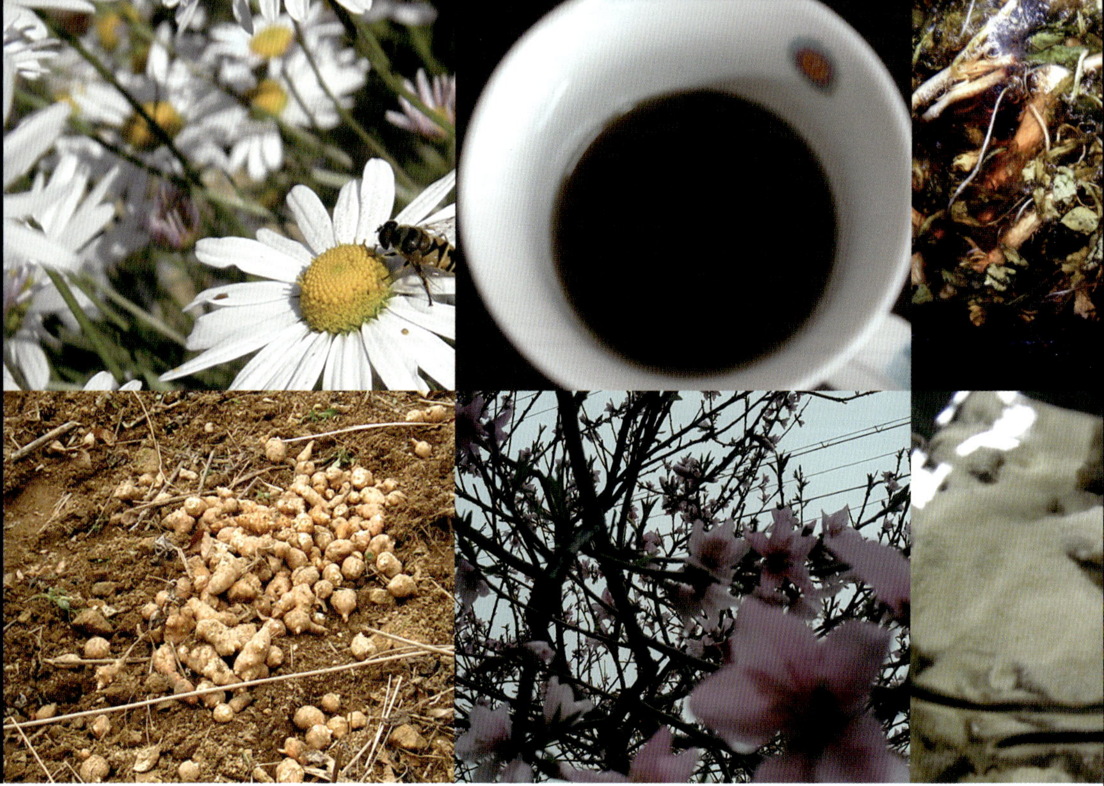

PART 2

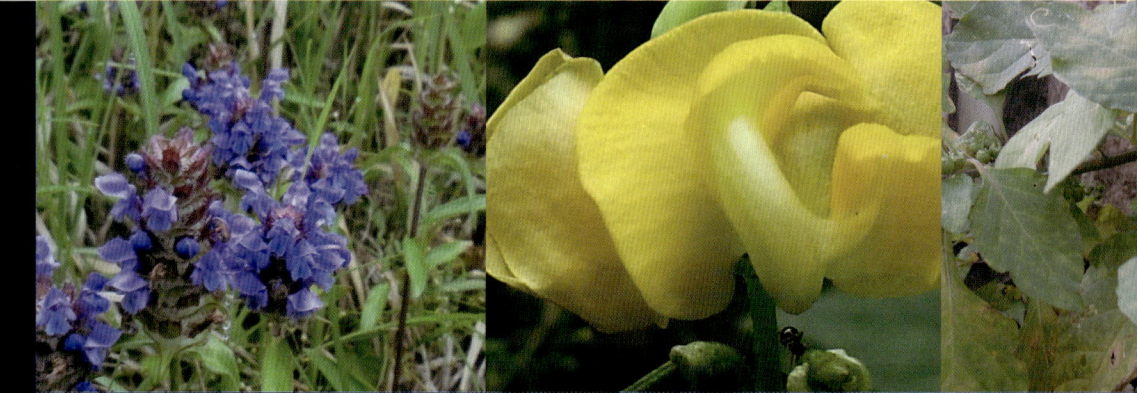

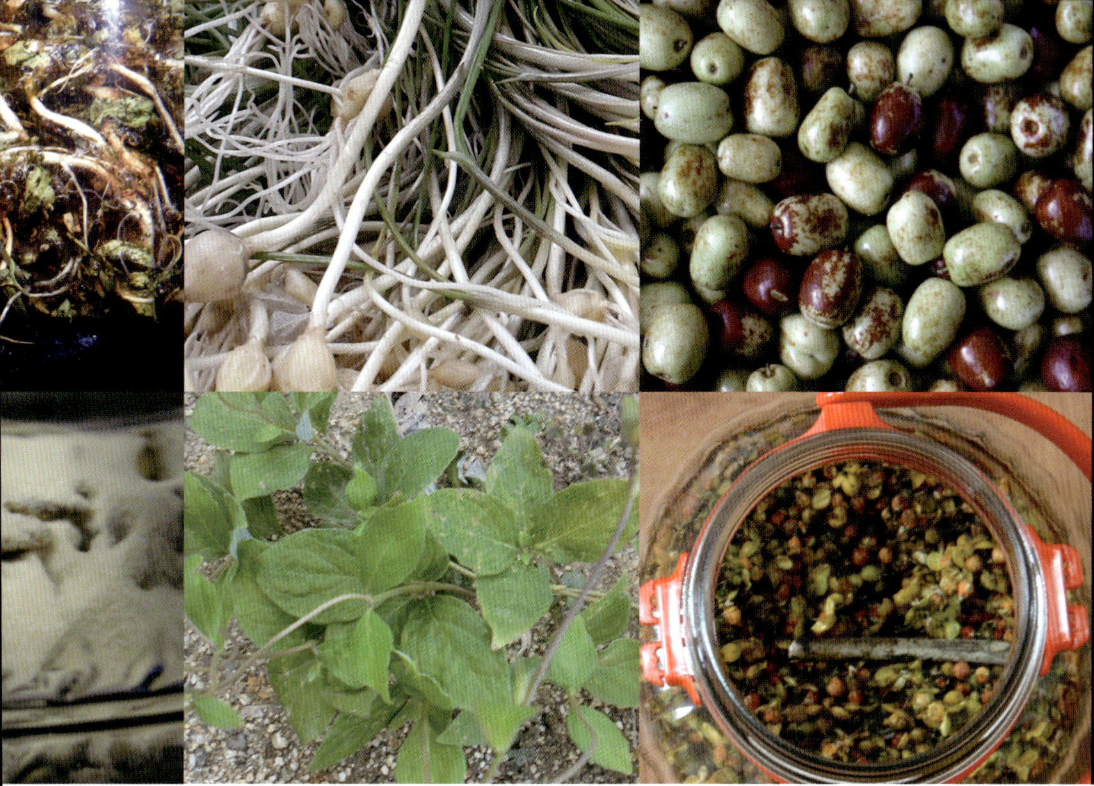

/ 뿌리로 담그는 효소 /

강황(울금)   더덕   도라지   돼지감자   둥굴레   삽주(창출)   쇠무릎(우슬)
엉겅퀴   인삼   잔대   참당귀   참마(산약)   천마   칡   골담초   달맞이꽃 뿌리

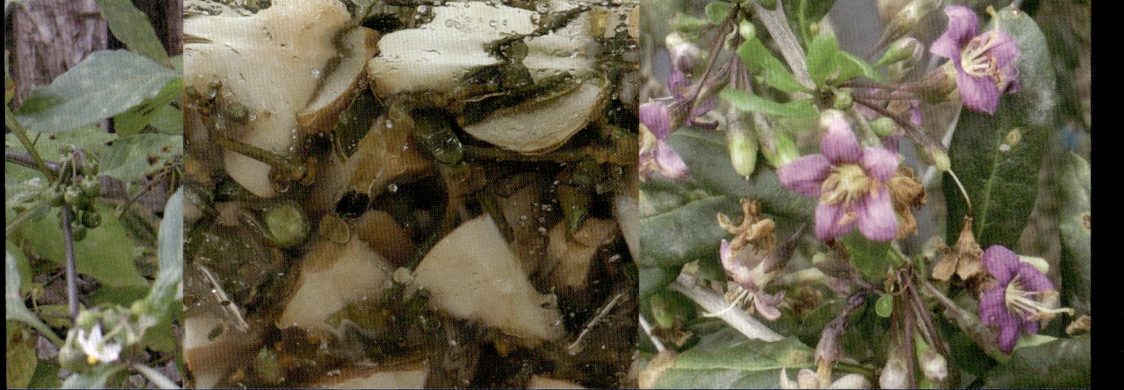

강황(울금)

'심황', '울금'이라고도 한다.
생강과에 속하는
여러해살이풀이다.
열매와 잎, 꽃, 뿌리는
9~10월에 채취하여
효소 재료로 쓸 수 있다.
효소를 담그고 발효 기간은
약 6개월을 거치고,
숙성 기간은 1년 이상이다.

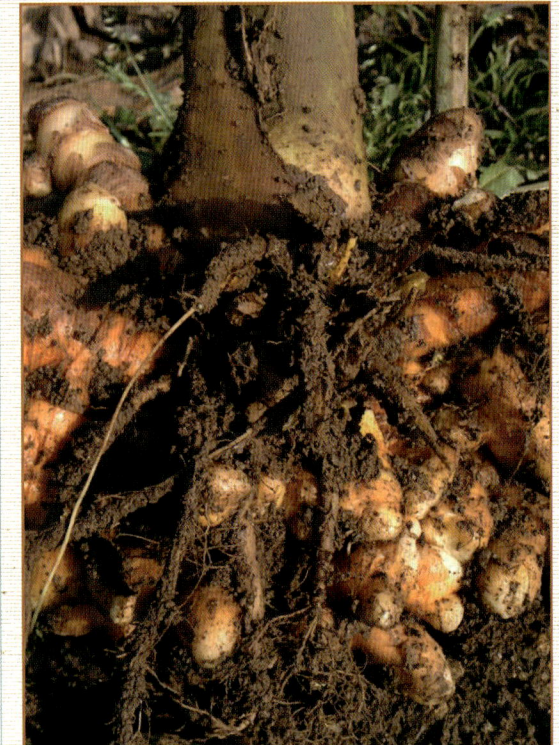

강황 뿌리

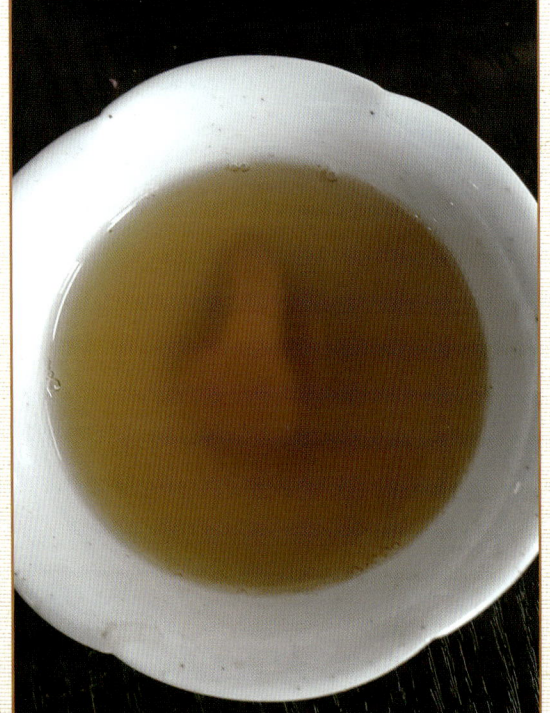

강황 효소

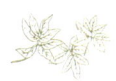

효능 간염, 위염, 생리 불순, 고혈압, 동맥경화 등에 대한 효능과 항암, 또 노화나 만병의 근원인 활성 산소의 제거나 항산화 작용에도 주목되는 약초이다. 기를 소통시키고 울체된 것을 풀어 주며, 피의 열을 내려주고 어혈을 치료한다.

성분 쿠루쿠민 1~3%, 정유 1~5%, 녹말 30~40%을 포함하고 있다. 강황의 노란 색소는 쿠르쿠민이 주성분이다. 정유의 주성분은 투르메론, 데히드로투르메론이 약 50%이다.

담그기

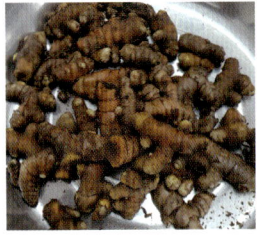 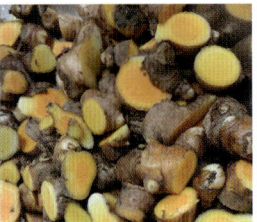 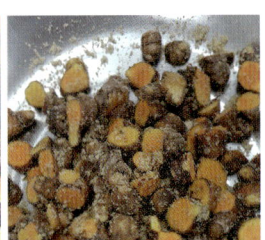

| 1 | 2 | 3 |

1 강황 뿌리를 깨끗이 손질해서 준비한다.

2 손질한 재료를 잘게 썬다.

3 잘게 썬 재료에 설탕을 넣고 살살 버무려준다.

4 용기 바닥에 설탕을 1~2cm 깐다.

5 설탕에 버무린 재료를 용기의 약 70% 선까지 담는다.

6 재료가 보이지 않을 만큼 설탕으로 덮은 뒤 밀봉하여 발효될 때까지 기다린다.

7 발효가 끝나면 거름망에 밭치고 원액만 걸러내서 숙성 용기에 담는다.

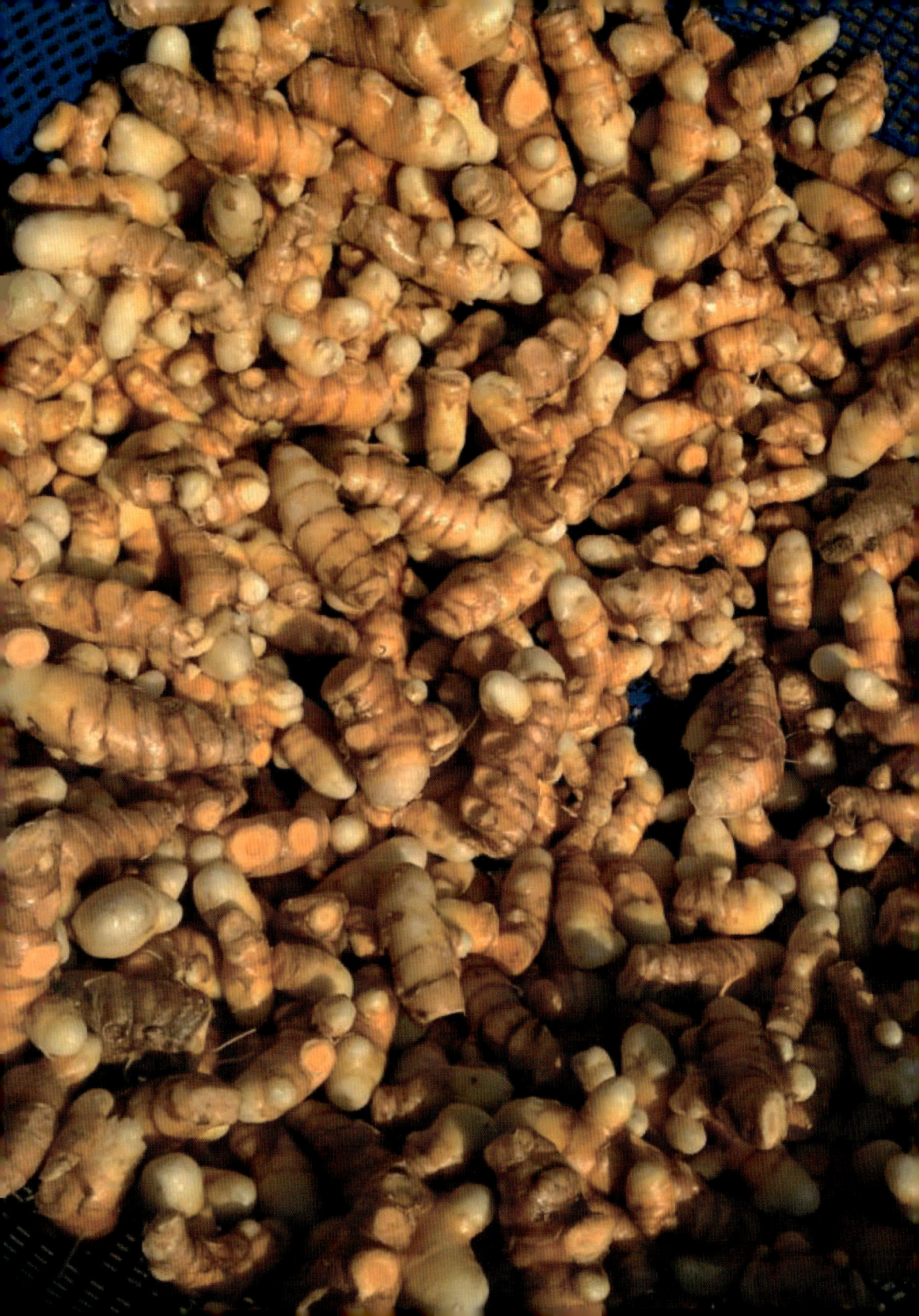

더덕

생약명으로 '양유', '사삼'이라고 한다. 초롱꽃과에 속하는 여러해살이풀이다. 10~3월에 채취하여 뿌리를 효소 재료로 사용할 수 있다. 효소를 담그고 발효 기간은 7~8개월을 거치고, 숙성 기간은 1년 이상이다.

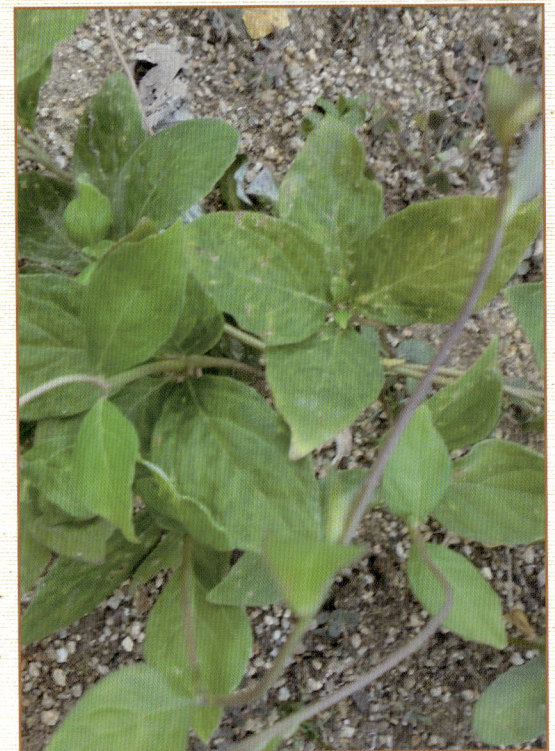

더덕

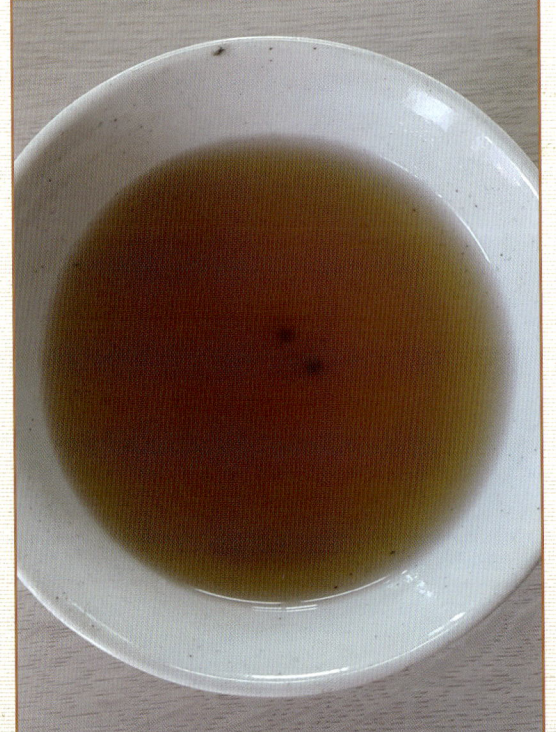

더덕 효소

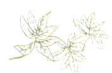

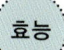 **효능** 강장, 해열, 거담, 해독 등에 효과가 있다. 기침, 인후염, 폐농양, 젖 분비 부족, 종기 등의 치료에 쓴다.

 성분 몸통 속에 함유되어 있는 흰 즙에 사포닌이 들어 있다.

담그기

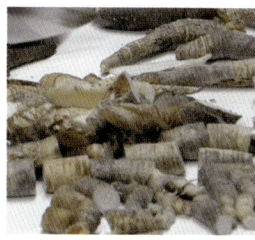 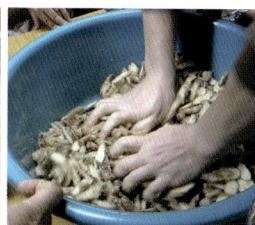 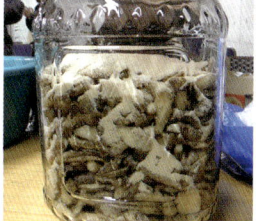

1 더덕 뿌리를 깨끗이 손질하여 준비한다.
2 손질한 재료를 잘게 썬다.

3 잘게 썬 더덕 뿌리에 황설탕을 넣고 살살 버무려준다.

4 용기 바닥에 설탕을 1~2cm 깐다.

5 설탕에 버무린 재료를 용기의 약 70% 선까지 담는다.

6 더덕 뿌리가 보이지 않을 만큼 설탕으로 덮은 뒤 밀봉하여 발효될 때까지 기다린다.

7 발효가 끝나면 거름망에 밭치고 원액만 걸러내서 숙성 용기에 담는다.

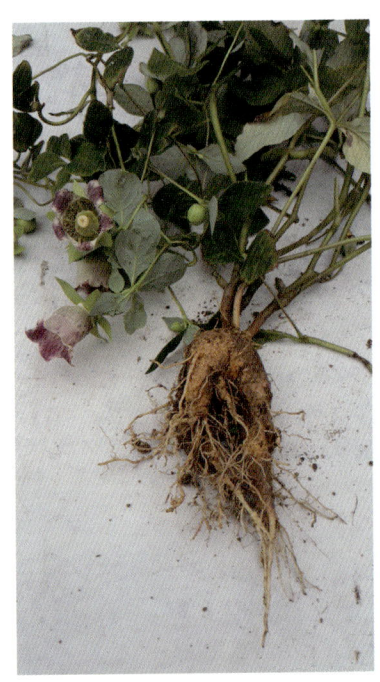

도라지

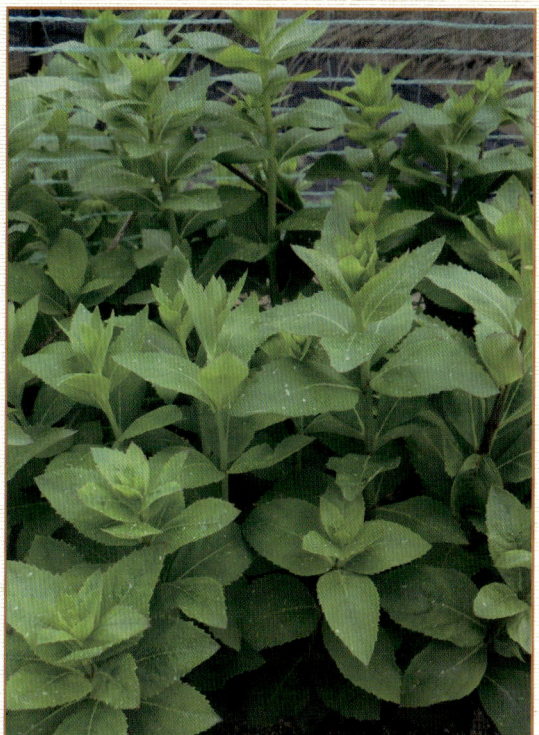

도라지

생약명으로 '길경'이라고 한다. 초롱꽃과에 속하는 여러해살이풀이다. 4~5월이나 가을에 채취하여 뿌리를 효소 재료로 사용할 수 있다. 효소를 담그고 발효 기간은 7~8개월을 거치고, 숙성 기간은 1년 이상이다.

도라지 효소

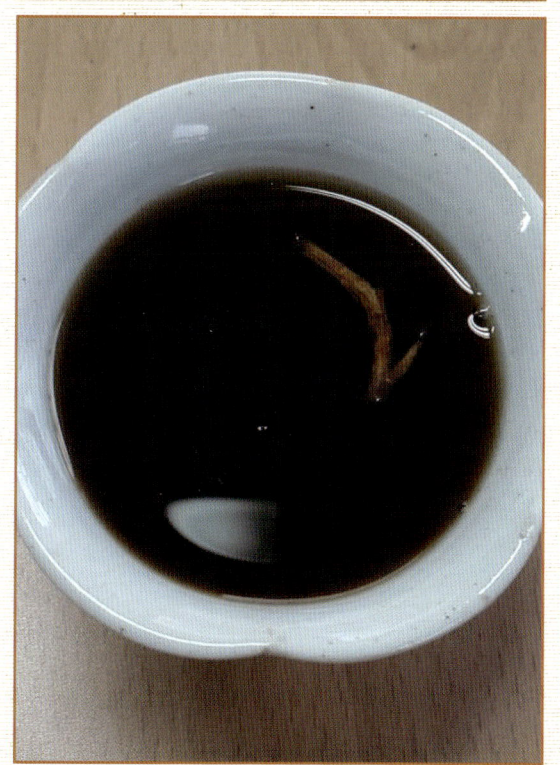

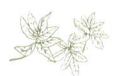

효능 거담, 진해, 배농, 소종 등에 효과가 있다. 가래가 끓는 증세, 기침, 기관지염, 증세 등의 치료에 쓴다.

성분 뿌리줄기에 사포닌의 일종인 플라티코딘과 플라티코디게닌을 함유하고 있다.

담그기

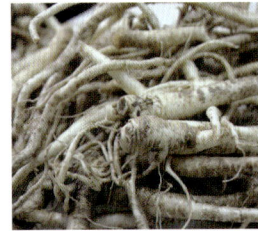 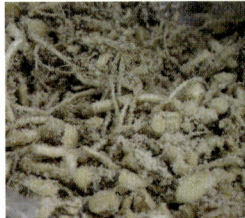 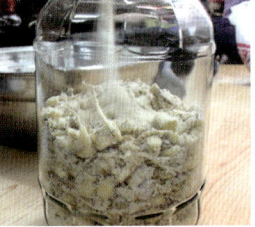

| 1 | 3 | 6 |

1 도라지 뿌리를 깨끗이 씻어 물기를 제거해 준비한다.
2 도라지 뿌리를 잘게 썬다.
3 잘게 썬 재료에 황설탕을 넣고 살살 버무려준다.
4 용기 바닥에 설탕을 1~2cm 깐다.

5 설탕에 버무린 재료를 용기의 약 70% 선까지 담는다.

6 재료가 보이지 않을 만큼 설탕으로 덮은 뒤 밀봉하여 발효될 때까지 기다린다.

7 발효가 끝나면 거름망에 받치고 원액만 걸러내서 숙성 용기에 담는다.

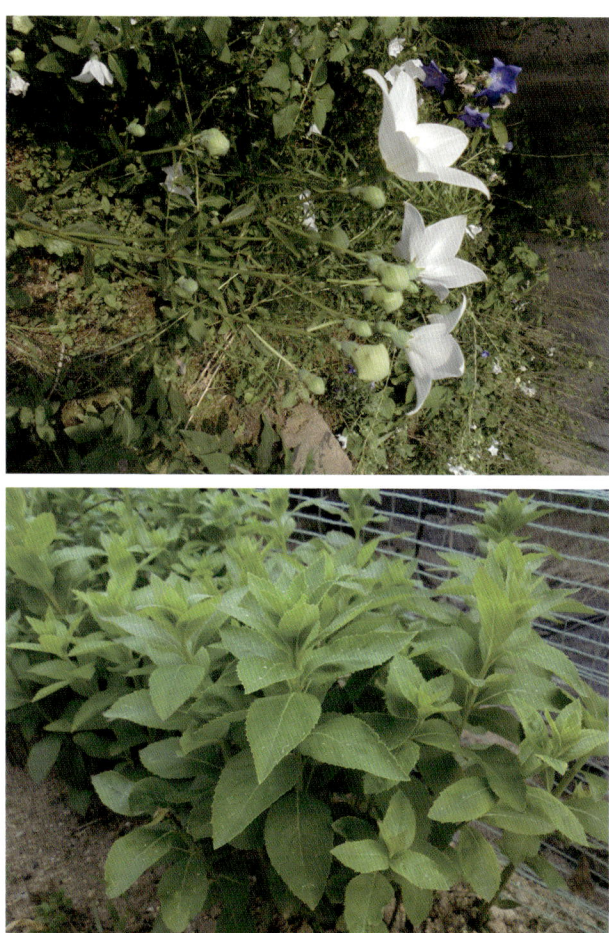

돼지감자

'뚱딴지'라고도 한다. 국화과에
속하는 여러해살이풀이다.
11~4월에 채취하여
덩이줄기를 효소 재료로
사용할 수 있다.
효소를 담그고 발효 기간은
5~6개월을 거치고,
숙성 기간은 1년 이상이다.

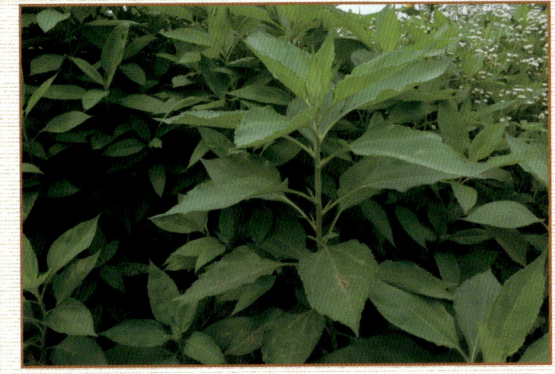

돼지감자

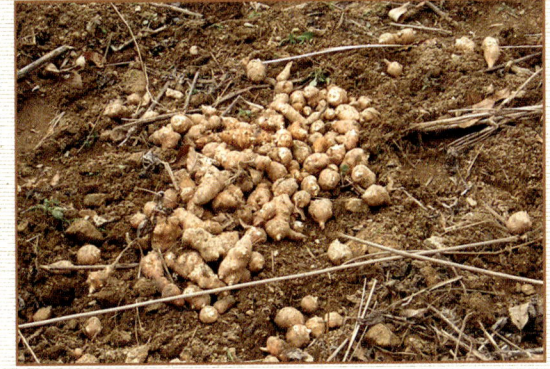

돼지감자 덩이줄기

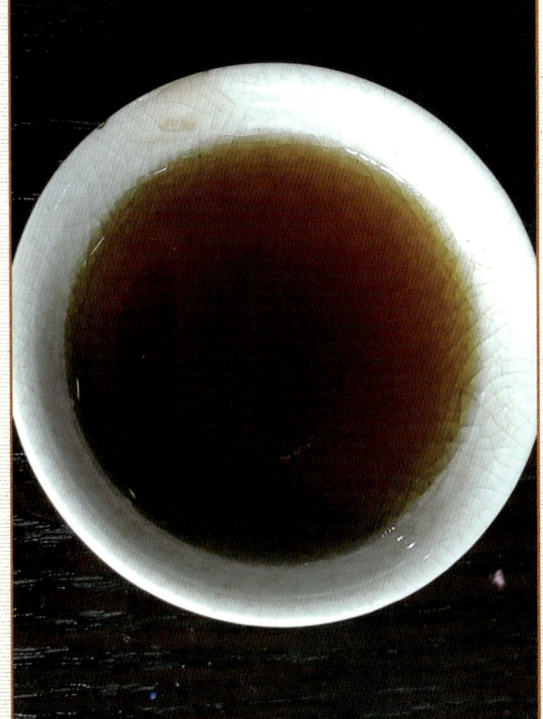

돼지감자 효소

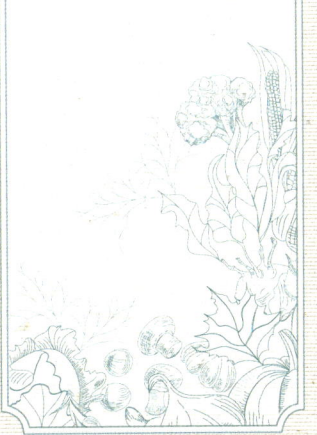

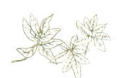

 골절, 타박상, 해열, 지혈, 비만증, 변비, 다이어트, 당뇨병에 도움이 된다. 진통에 효과가 있으며, 자양 강장의 효과도 있다고 알려져 있다. 민간에서 신경통, 류머티스의 치료약으로 쓴다.

---

1 돼지감자 덩이줄기를 손질하여 준비한다.
2 용기 바닥에 황설탕을 1~2cm 깐다.
3 돼지감자 덩이를 용기의 약 70% 선까지 담는다.
4 돼지감자 위에 설탕을 부으면 설탕이 스며들어 간다.
5 돼지감자가 보이지 않을 만큼 설탕으로 덮은 뒤 밀봉하여 발효될 때까지 기다린다.
6 발효가 끝나면 거름망에 밭치고 원액만 걸러내서 숙성 용기에 담는다.

둥굴레

생약명으로 '옥죽'이라고 한다.
백합과에 속하는
여러해살이풀이다.
어린잎은 식용하고,
땅속줄기는 약재로 쓴다.
10~4월에 채취하여
땅속줄기를 효소 재료로
사용할 수 있다.
효소를 담그고 발효 기간은
6~8개월을 거치고,
숙성 기간은 1년 이상이다.

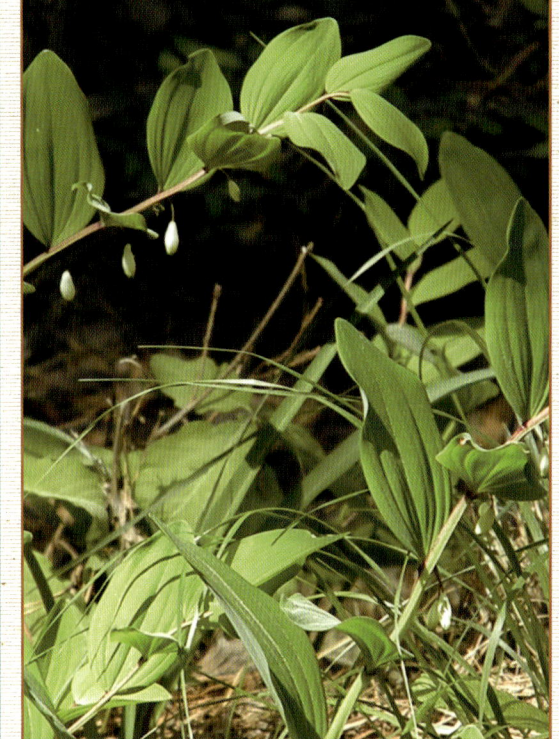

둥굴레

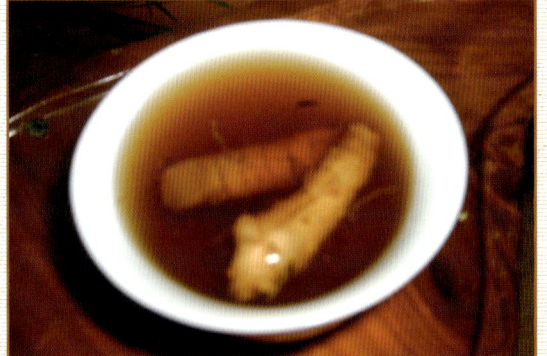

둥굴레 발효 효소

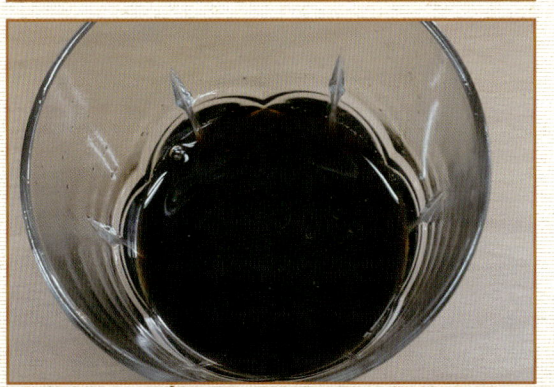

둥굴레 숙성 효소

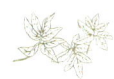

효능 허약 체질을 보강하고, 자양, 강장, 목마름에 효과가 있어서 침이 나오게 하는 작용을 한다. 폐결핵, 마른 기침, 구강 건조증, 당뇨병, 심장 쇠약, 협심증, 빈뇨증 등의 치료에 쓴다.

담그기
1 둥굴레 뿌리를 깨끗이 손질하여 준비한다.
2 둥굴레 뿌리를 잘게 썬다.
3 잘게 썬 재료에 황설탕을 넣고 살살 버무려준다.
4 용기 바닥에 설탕을 1~2cm 깐다.
5 설탕에 버무린 재료를 용기의 약 70% 선까지 담는다.
6 둥굴레가 보이지 않을 만큼 설탕으로 덮은 뒤 밀봉하여 발효될 때까지 기다린다.
7 발효가 끝나면 거름망에 밭치고 원액만 걸러내서 숙성 용기에 담는다.

삽주(창출)

생약명으로 '창출', '선출', '천정'이라고 한다. 국화과에 속하는 여러해살이풀이다. 어린잎은 식용하고, 뿌리는 약재로 쓴다. 10~3월에 채취하여 뿌리를 효소 재료로 사용할 수 있다. 효소를 담고 발효 기간은 6~8개월을 거치고, 숙성 기간은 1년 이상이다.

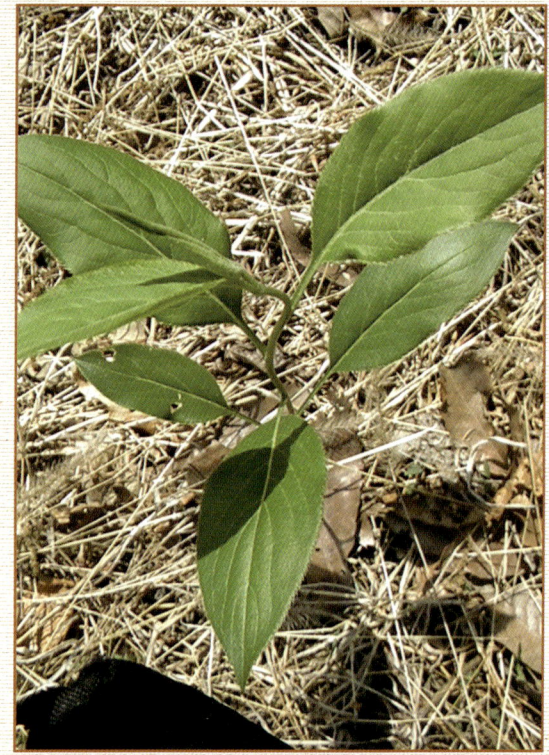

삽주

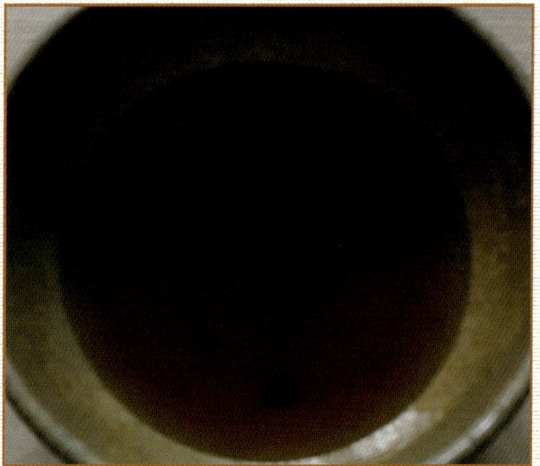

삽주 효소

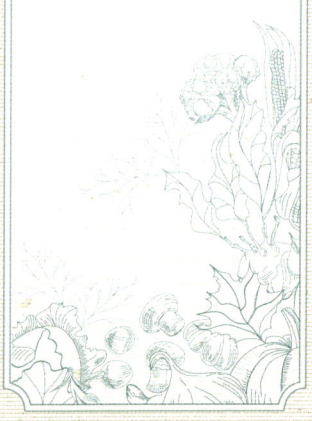

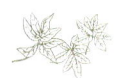

효능 무병장수에 특히 좋은 선약으로 알려져 있다. 특히 위장 계통에 작용. 남녀 노소 누구에게나 효과가 있다. 해열, 소화불량, 위장염, 신장기능장애로 인한 빈뇨증, 팔다리 통증, 감기 등의 치료에 쓴다.

성분 뿌리줄기에 방향성 정유를 함유하고 있으며, 주요 성분은 아트락틸론 위액 분비 촉진 이다.

담그기
1 삽주 뿌리를 깨끗이 손질하여 준비한다.
2 손질한 재료를 잘게 썬다.
3 잘게 썬 재료에 황설탕을 넣고 살살 버무려준다.
4 용기 바닥에 설탕을 1~2cm 깐다.
5 설탕에 버무린 재료를 용기의 약 70% 선까지 담는다.
6 삽주가 보이지 않을 만큼 설탕으로 덮은 뒤 밀봉하여 발효될 때까지 기다린다.
7 발효가 끝나면 거름망에 밭치고 원액만 걸러내서 숙성 용기에 담는다.

쇠무릎(우슬)

쇠무릎 뿌리는 생약명으로
'우슬'이라고 한다. 비름과에
속하는 여러해살이풀이다.
11~3월에 채취하여 뿌리를
효소 재료로 사용할 수 있다.
효소를 담그고 발효 기간은
7~8개월을 거치고,
숙성 기간은 1년 이상이다.

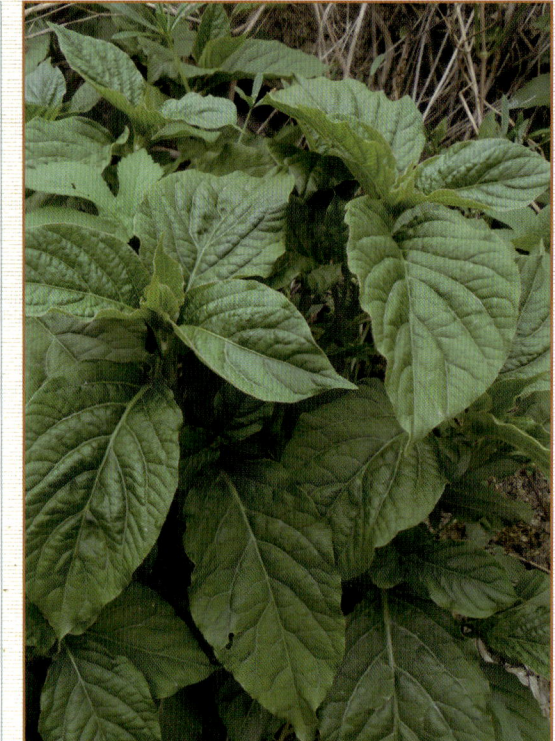

쇠무릎

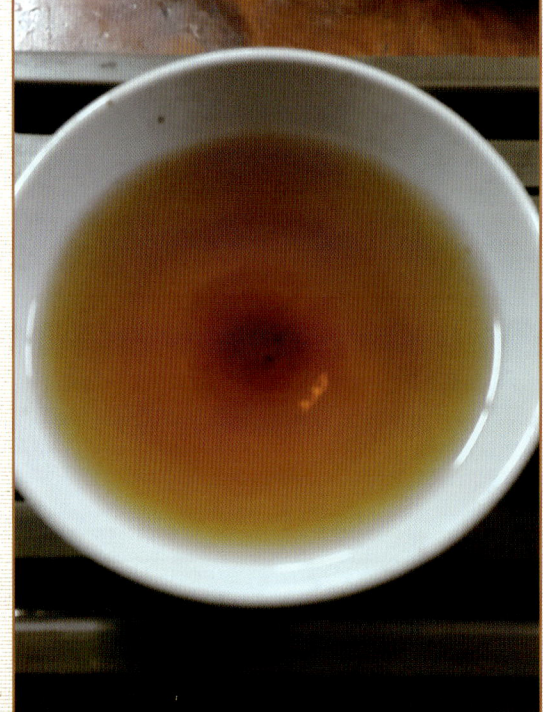

쇠무릎 효소

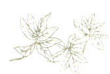

효능 이뇨, 통경, 진통 등의 효과가 있다. 오줌이 잘 나오지 않는 증세를 비롯하여, 산후 어혈로 인한 복통, 무릎의 통증, 타박상 등의 치료에 쓴다.

성분 뿌리에 우슬 사포닌과 리놀릭산을 함유하고 있으며 우슬 사포닌은 이뇨와 생리통에 효과가 있다.

담그기

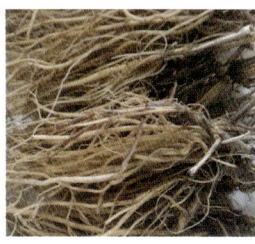 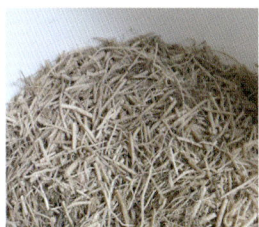 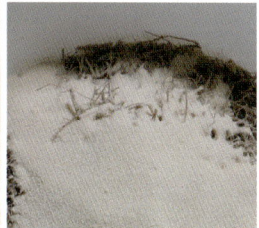

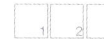

1 쇠무릎의 뿌리인 우슬을 깨끗이 손질하여 준비한다.
2 손질한 재료를 잘게 썬다.

3 잘게 썬 우슬에 황설탕을 넣고 살살 버무려준다.

4 용기 바닥에 설탕을 1~2cm 깐다.

5 설탕에 버무린 재료를 용기의 약 70% 선까지 담는다.

6 우슬이 보이지 않을 만큼 설탕으로 덮은 뒤 밀봉하여 발효될 때까지 기다린다.

7 발효가 끝나면 거름망에 밭치고 원액만 걸러내서 숙성 용기에 담는다.

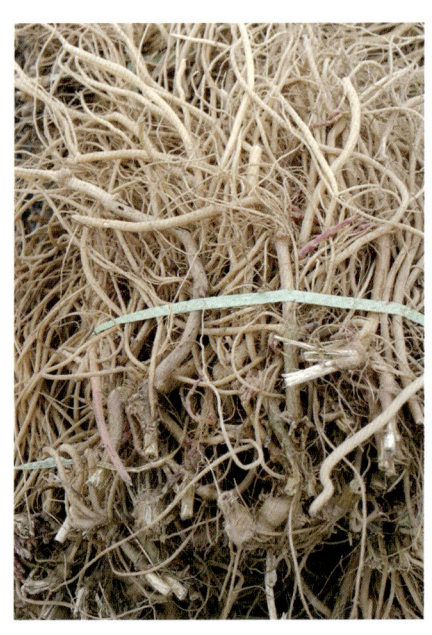

엉겅퀴

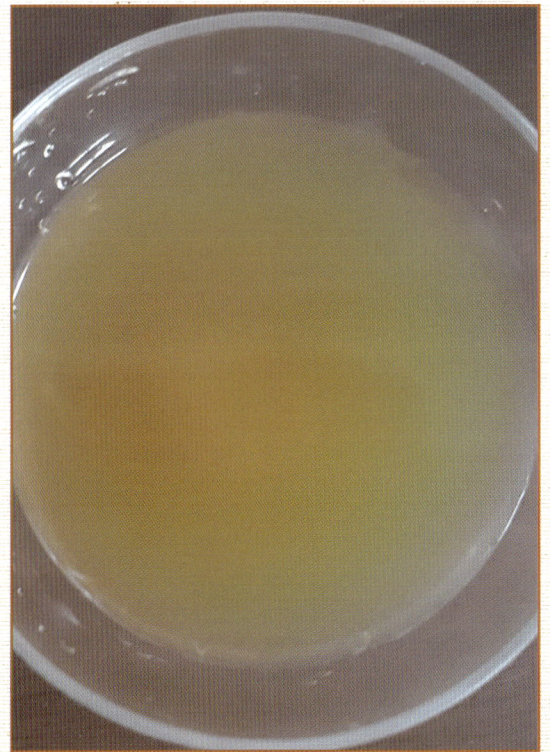

뿌리는 생약명으로
'대항가새'라고 한다.
국화과에 속하는
여러해살이풀이다.
잎은 식용하고, 뿌리는
약재로 쓴다.
4~5월에 채취하여
뿌리를 효소 재료로
사용할 수 있다.
효소를 담그고 발효 기간은
5~6개월을 거치고,
숙성 기간은 1년 이상이다.

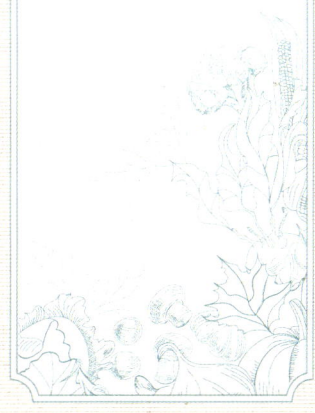

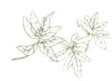

효능 해열, 지혈, 소종 등에 효과가 있다. 감기, 백일해, 고혈압, 장염, 신장염, 토혈, 혈뇨, 혈변, 산후에 출혈이 멎지 않는 증세, 대하증 등의 치료에 쓴다.

담그기

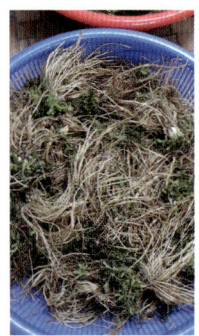 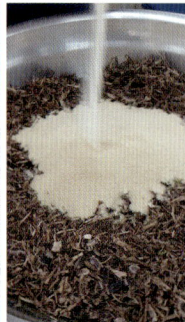 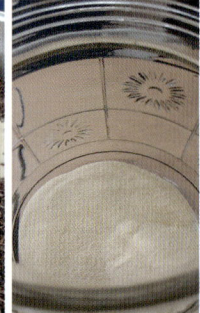 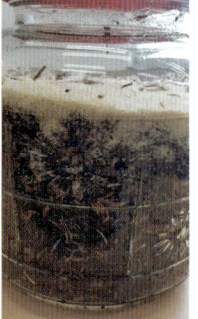

| 1 | 3 | 4 | 6 |

1 엉겅퀴 뿌리를 깨끗이 손질하여 준비한다.
2 손질한 재료를 잘게 썬다.
3 잘게 썬 재료에 황설탕을 넣고 살살 버무려준다.
4 용기 바닥에 설탕을 1~2cm 깐다.

5 설탕에 버무린 재료를 용기의 약 70% 선까지 담는다.

6 엉겅퀴가 보이지 않을 만큼 설탕으로 덮은 뒤 밀봉하여 발효될 때까지 기다린다.

7 발효가 끝나면 거름망에 밭치고 원액만 걸러내서 숙성 용기에 담는다.

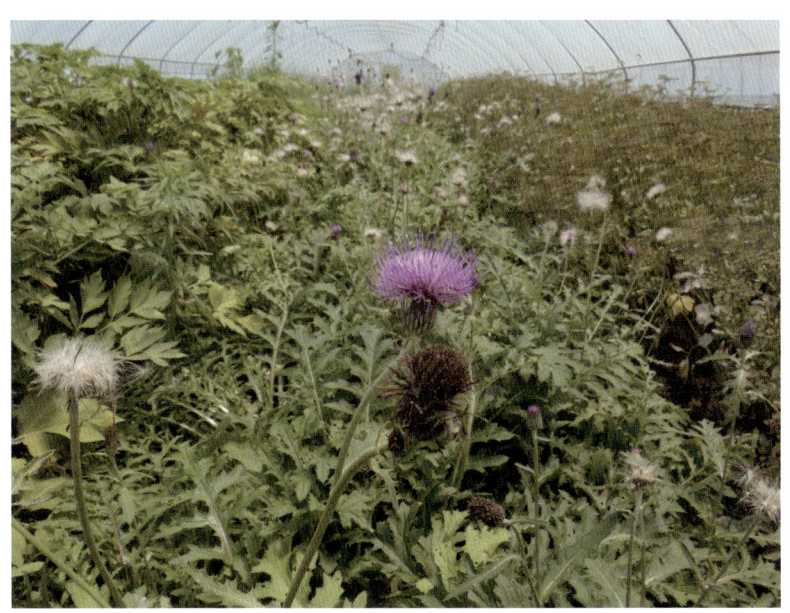

인삼

두릅나뭇과에 속하는
여러해살이풀이다. 9~10월에
채취하여 뿌리를 효소 재료로
사용할 수 있다. 효소를 담그고
발효 기간은 7~8개월을
거치고, 숙성 기간은
1년 이상이다.

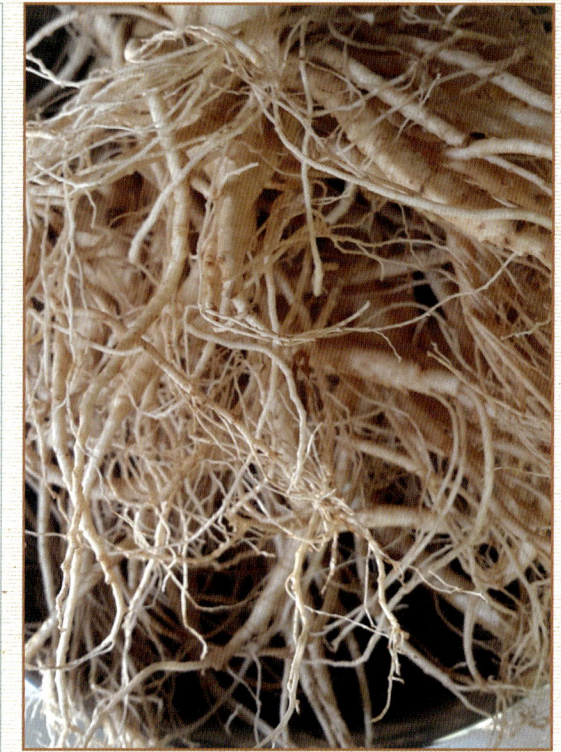

인삼 뿌리

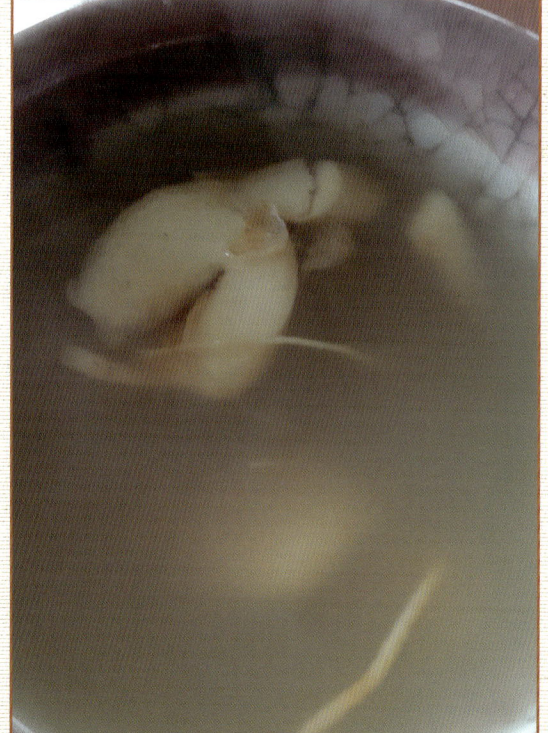

인삼 효소

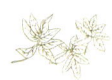

효능　인삼의 사포닌은 항암 효과가 탁월해서 암세포를 죽일 뿐만 아니라 암의 전이 작용을 억제하는 효과가 있다. 동의보감을 비롯한 많은 한방 서적에는 당뇨를 막는 효과를 지니고 있다고 기술돼 있고, 항스트레스, 간 보호나 항피로 작용, 성 기능 개선 효과 등 지친 심신을 건강하게 해준다.

성분　사포닌을 다량 함유하고 있다.

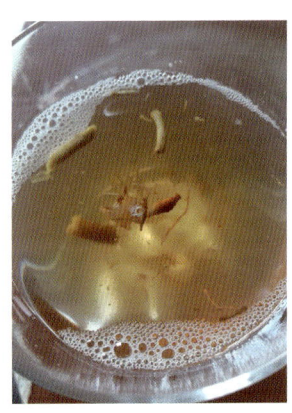

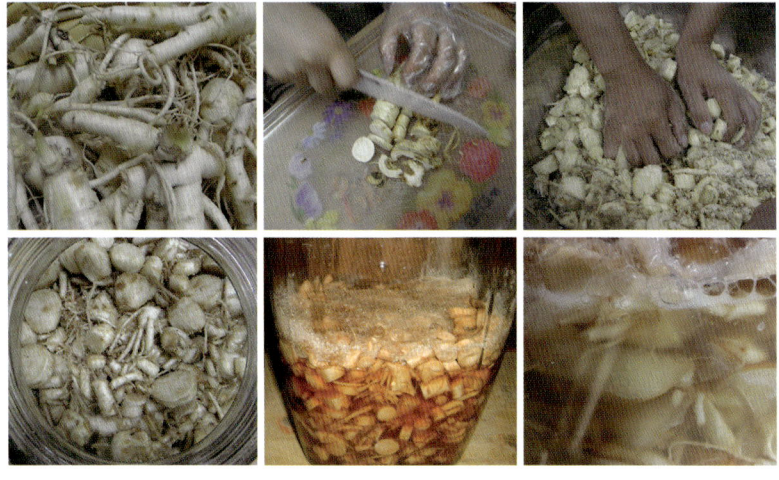

1 인삼 뿌리를 깨끗이 손질하여 잘게 썬다.

2 손질한 재료를 잘게 썬다.

3 잘게 썬 재료에 설탕을 넣고 살살 버무려준다.

4 용기 바닥에 황설탕을 1~2cm 깐다.

5 설탕에 버무린 인삼을 용기에 약 70% 선까지 담는다.

6 인삼이 보이지 않을 만큼 설탕으로 덮은 뒤 밀봉하여 발효될 때까지 기다린다.

7 발효가 끝나면 거름망에 밭치고 원액만 걸러내서 숙성 용기에 담는다.

잔대나무

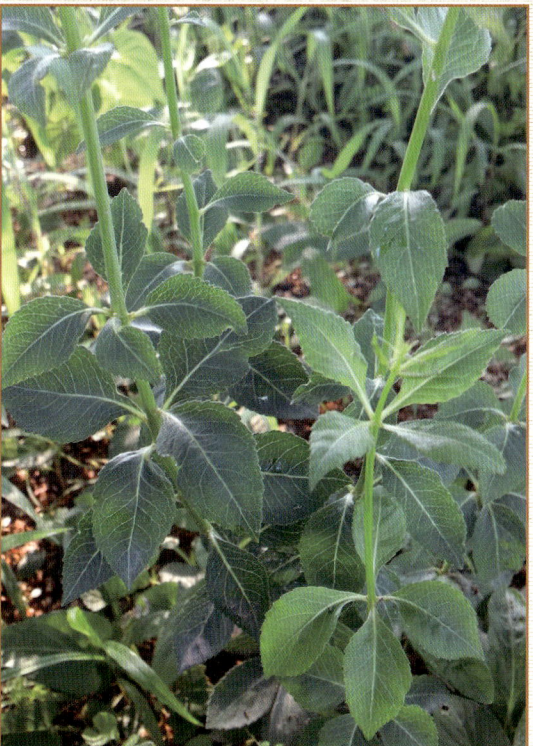

잔대뿌리

잔대

초롱꽃과에 속하는
여러해살이풀이다.
어린잎은 식용하고 뿌리는
약재로 쓴다. 10~3월에
채취하여 뿌리를 효소 재료로
사용할 수 있다.
효소를 담그고 발효 기간은
7~8개월을 거치고,
숙성 기간은 1년 이상이다.

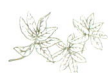

효능 진해, 거담, 강장, 소종 등에 효과가 있고, 폐를 맑게 하는 작용도 한다. 폐결핵성의 기침, 일반적인 기침, 종기 등의 치료에 쓴다.

성분 사포닌과 이눌린을 함유하고 있다.

담그기
1 재료를 깨끗이 손질하여 준비한다.
2 손질한 재료를 잘게 썬다.
3 잘게 썬 재료에 설탕을 넣고 살살 버무려준다.
4 용기 바닥에 설탕을 1~2cm 간다.
5 설탕에 버무린 재료를 용기의 약 70% 선까지 담는다.
6 재료가 보이지 않을 만큼 설탕으로 덮은 뒤 밀봉하여 발효될 때까지 기다린다.
7 발효가 끝나면 거름망에 밭치고 원액만 걸러내서 숙성 용기에 담는다.

참당귀

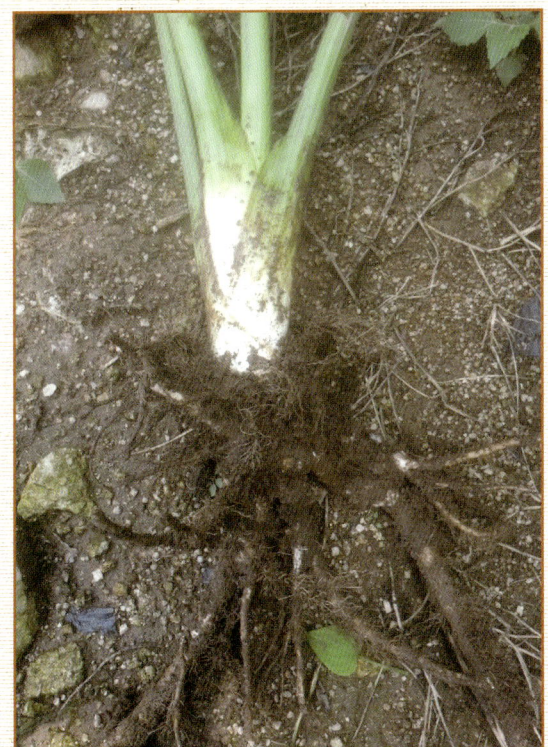

참당귀 뿌리

참당귀

산형과의 두해살이풀 또는 세해살이풀이다. 어린잎은 식용하고 뿌리는 약재로 쓴다. 10~3월에 채취하여 뿌리를 효소 재료로 사용할 수 있다. 효소를 담그고 발효 기간은 약 6개월을 거치고, 숙성 기간은 1년 이상이다.

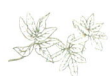

효능 팔다리와 허리의 냉증, 생리통, 히스테리, 갱년기 장애, 두통, 빈혈, 고혈압, 근육 관절통 및 신경통에 효과가 있다. 보혈, 진정, 그리고 월경을 고르게 하는 조경 등의 효과가 있으며, 멍든 피를 풀어주기도 한다. 관절통, 복통, 변비, 월경불순, 타박상 등의 치료에 쓴다.

성분 쿠마린, 크산토톡신_{산토톡신}, 오스톨, 정유 0.3-0.6%를 함유하고 있다.

담그기
1 참당귀 뿌리를 깨끗이 손질하여 준비한다.
2 손질한 재료를 잘게 썬다.
3 잘게 썬 재료에 설탕을 넣고 살살 버무려준다.
4 용기 바닥에 설탕을 1~2cm 깐다.
5 설탕에 버무린 재료를 용기의 약 70% 선까지 담는다.
6 재료가 보이지 않을 만큼 설탕으로 덮은 뒤 밀봉하여 발효될 때까지 기다린다.
7 발효가 끝나면 거름망에 받치고 원액만 걸러내서 숙성 용기에 담는다.

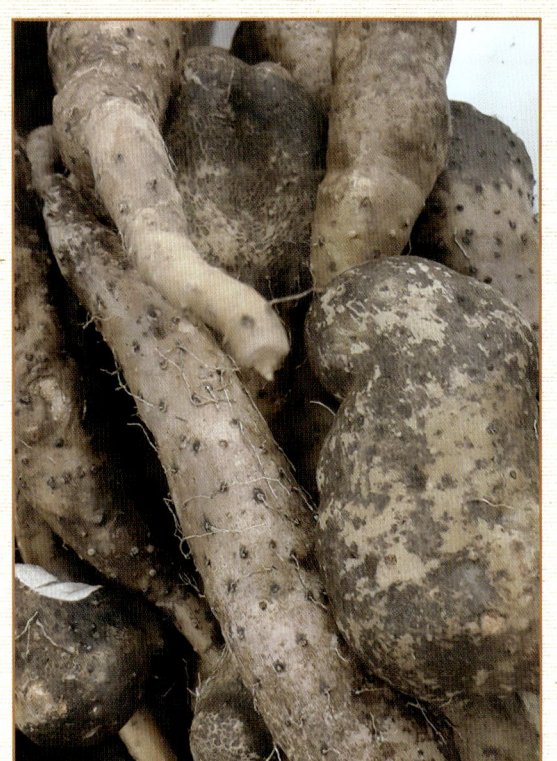

참마 뿌리

참마(산약)

생약명으로 '산약'이라고 한다. 맛과의 여러해살이 덩굴풀이다. 덩이뿌리는 식용하거나 약재로 쓴다. 11~3월에 채취하여 덩이뿌리를 효소 재료로 사용할 수 있다. 효소를 담그고 발효 기간은 5~6개월을 거치고, 숙성 기간은 1년 이상이다.

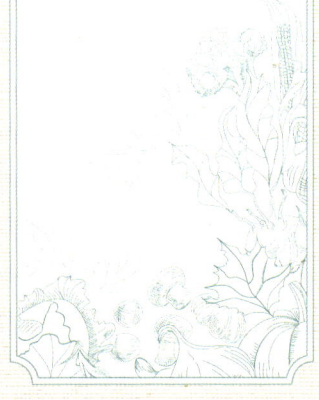

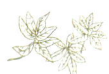

효능 폐와 비장에 이롭고 자양, 강장, 강정에 특히 효과가 있다. 적용 질환으로는 신체가 허약한 증세를 비롯하여 폐결핵, 당뇨병, 야뇨증, 정액고갈, 유정, 대하증, 빈뇨증 등이다.

성분 덩이뿌리에 네오디오스게닌Neodiosgenin, 야모게닌, 크리프토게닌 등의 배당체를 함유하고 있다.

담그기

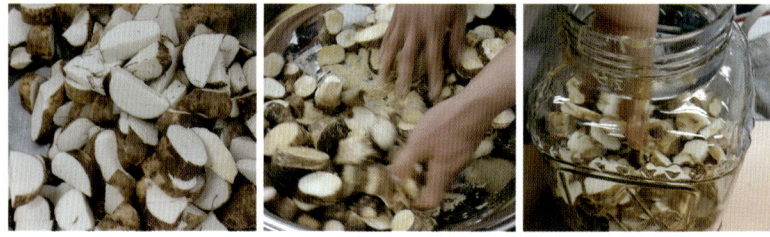

| 2 | 3 | 5 |

1 참마의 덩이뿌리를 깨끗이 손질하여 준비한다.
2 손질한 재료를 잘게 썬다.
3 잘게 썬 재료에 설탕을 넣고 살살 버무려준다.

4 용기 바닥에 설탕을 1~2cm 깐다.

5 설탕에 버무린 재료를 용기의 약 70% 선까지 담는다.

6 참마가 보이지 않을 만큼 설탕으로 덮은 뒤 밀봉하여 발효될 때까지 기다린다.

7 발효가 끝나면 거름망에 밭치고 원액만 걸러내서 숙성 용기에 담는다.

천마

난초과에 속하는
여러해살이풀이다.
10~12월에 채취하여
덩이줄기를 효소 재료로
사용할 수 있다. 효소를 담그고
발효 기간은 7~8개월을
거치고, 숙성 기간은
1년 이상이다.

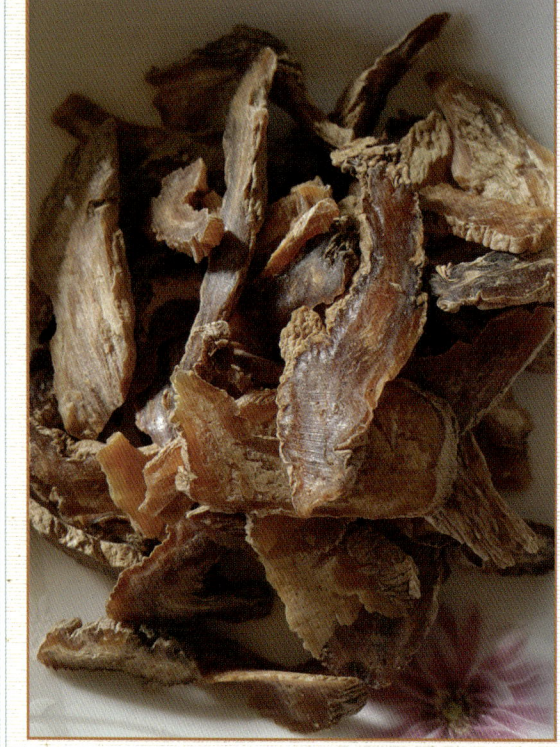

천마 말린 것

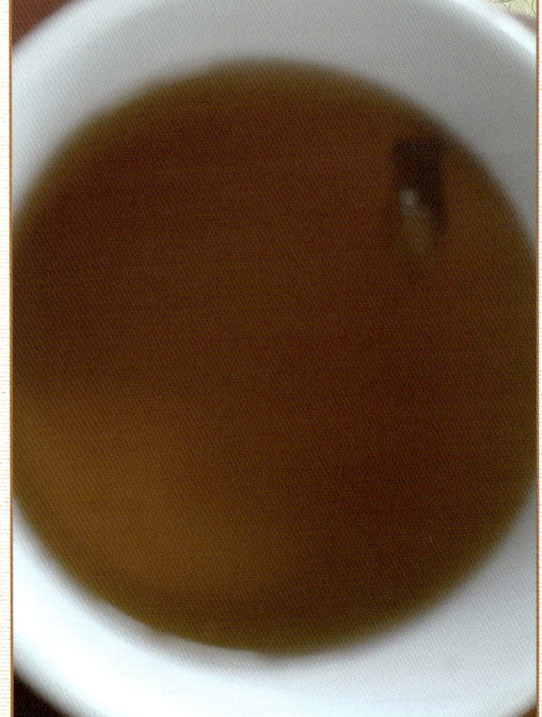

천마 효소

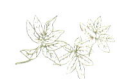

효능 중풍, 고혈압, 두통, 스트레스에 특히 효과가 있다. 진정, 진경의 효과가 있어서 두통이나 현기증을 비롯하여 팔다리의 근육이 굳어지고 감각이 없어지는 증세와 어린아이의 간질병, 유행성 뇌척수막염 등의 질환을 치료하는 약으로 쓴다.

담그기
1 천마의 덩이줄기를 깨끗이 손질하여 준비한다.
2 손질한 재료를 잘게 썬다.
3 잘게 썬 재료에 설탕을 넣고 살살 버무려준다.
4 용기 바닥에 설탕을 1~2cm 깐다.
5 설탕에 버무린 재료를 용기의 약 70% 선까지 담는다.
6 재료가 보이지 않을 만큼 설탕으로 덮은 뒤 밀봉하여 발효될 때까지 기다린다.
7 발효가 끝나면 거름망에 받치고 원액만 걸러내서 숙성 용기에 담는다.

칡

생약명으로 '갈근'이라고 한다.
콩과에 속하는 낙엽 활엽
덩굴성 식물이다. 뿌리의
녹말은 식용하고 뿌리는
약재로 쓴다. 9~11월에
채취하여 뿌리를 효소 재료로
사용할 수 있다. 효소를 담그고
발효 기간은 7~8개월을
거치고, 숙성 기간은
1년 이상이다.

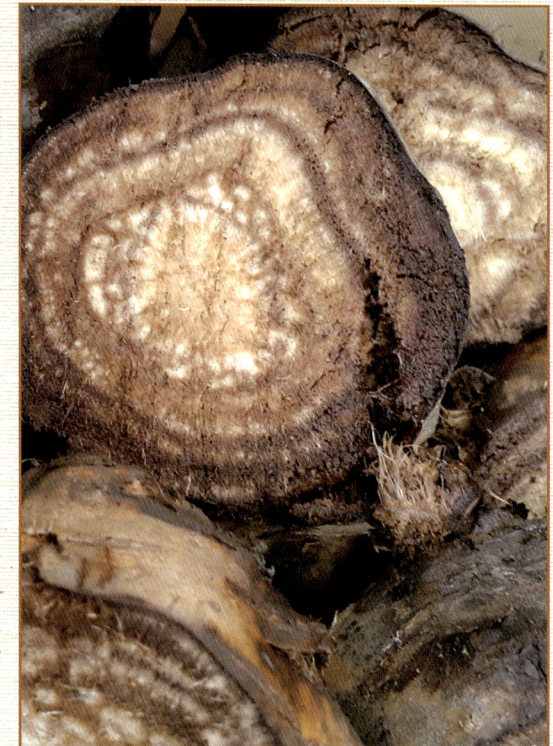

칡 뿌리

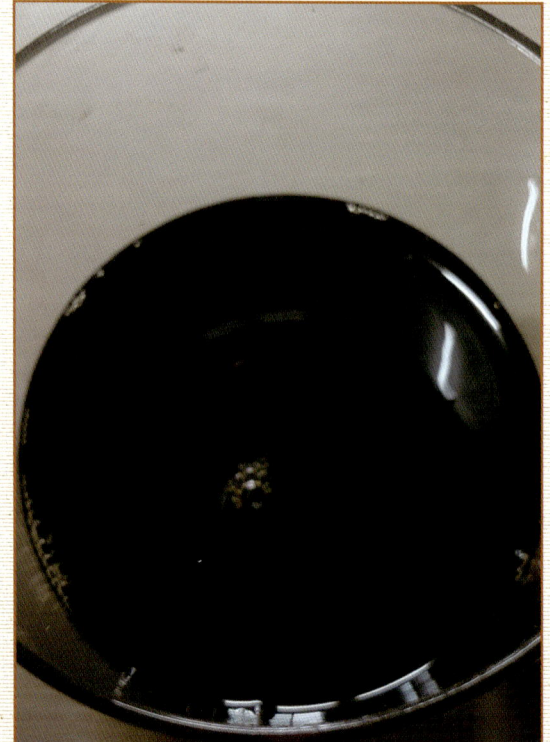

칡 효소

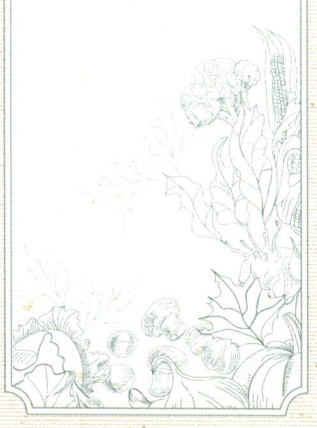

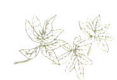

효능 당뇨병, 부종, 설사, 황달, 술독, 고혈압, 두통, 협심증에 효과가 있다. 뿌리는 고열, 두통, 고혈압, 뒤통수가 땅기는 증세, 설사, 귀울림 등의 치료약으로 쓴다.

성분 다이드제인Daidzein 등의 성분을 함유하고 있다.

담그기

1 칡 뿌리를 깨끗이 손질하여 준비한다.
2 손질한 재료를 잘게 썬다.
3 잘게 썬 재료에 설탕을 넣고 살살 버무려준다.
4 용기 바닥에 설탕을 1~2cm 깐다.
5 설탕에 버무린 재료를 용기의 약 70% 선까지 담는다.
6 재료가 보이지 않을 만큼 설탕으로 덮은 뒤 밀봉하여 발효될 때까지 기다린다.
7 발효가 끝나면 거름망에 밭치고 원액만 걸러내서 숙성 용기에 담는다.

골담초

콩과의 키 작은 낙엽 관목이다.
관상용으로 재배한다.
7~8월에 채취하여 뿌리를
효소 재료로 사용할 수 있다.
효소를 담그고 발효 기간은
3~4개월을 거치고,
숙성 기간은 2년 이상이다.

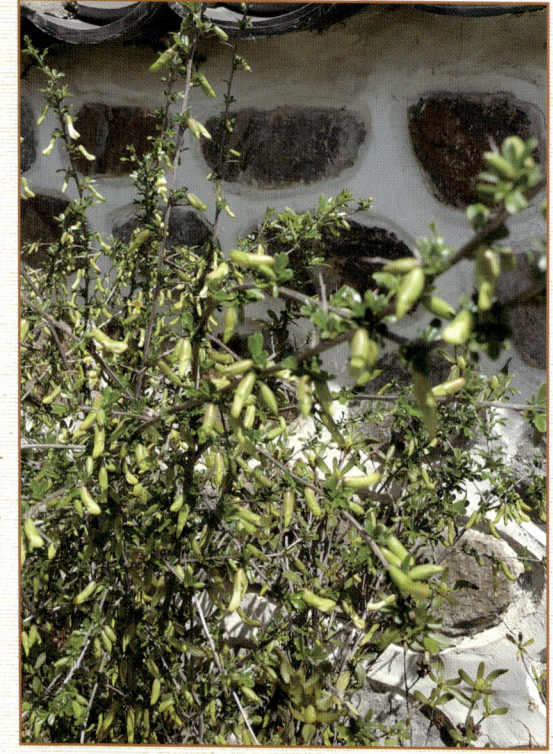

골담초

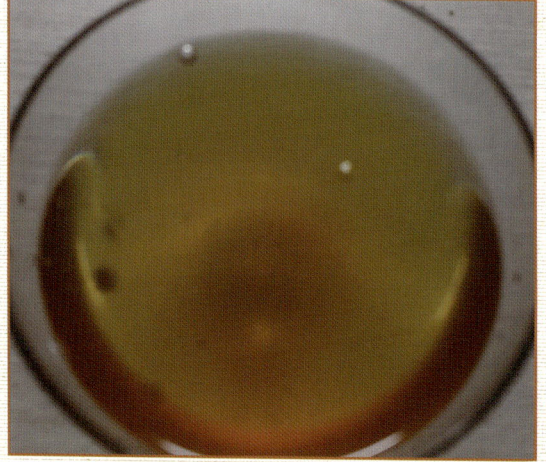

골담초 효소

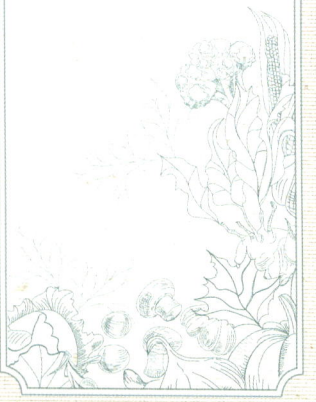

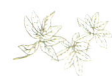

효능 진통, 활혈, 등의 효과가 있다. 신경통, 통풍, 기침, 고혈압, 대하증 등의 치료에 쓰이고, 그 밖에 각기병과 습진을 치료하기 위한 약으로도 쓰인다.

성분 카라가닌, 이노사이트 등을 함유하고 있다.

담그기
1 골담초 뿌리를 씻어서 물기를 제거한다.
2 손질한 재료를 잘게 썬다.
3 잘게 썬 재료에 설탕을 넣고 살살 버무려준다.
4 용기 바닥에 설탕을 1~2cm 깐다.
5 설탕에 버무린 재료를 용기의 약 70% 선까지 담는다.
6 재료가 보이지 않을 만큼 설탕으로 덮은 뒤 밀봉하여 발효될 때까지 기다린다.
7 발효가 끝나면 거름망에 밭치고 원액만 걸러내서 숙성 용기에 담는다.

달맞이꽃 뿌리

'금달맞이꽃'이라고도 한다.
바늘꽃과에 속하는
두해살이풀이다. 10~4월에
채취하여 뿌리를 효소 재료로
전초는 7~8월에 채취하여
사용할 수 있다.
효소를 담그고 발효 기간은
7~8개월을 거치고,
숙성 기간은 1년 이상이다.

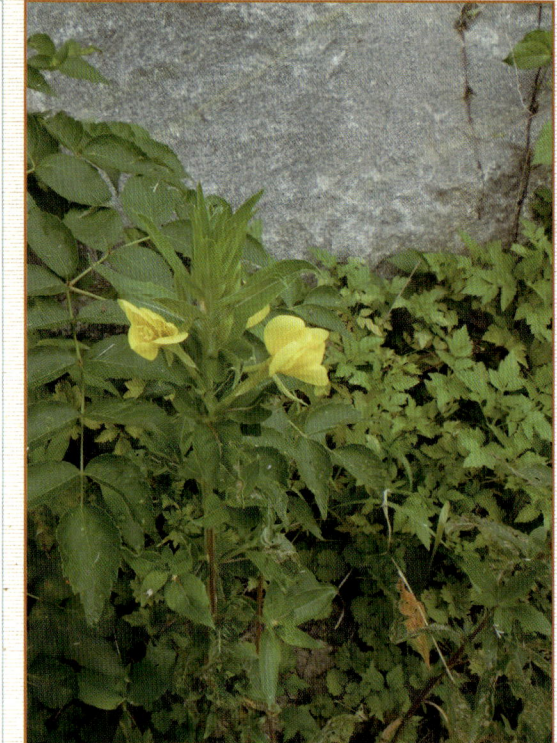

달맞이꽃

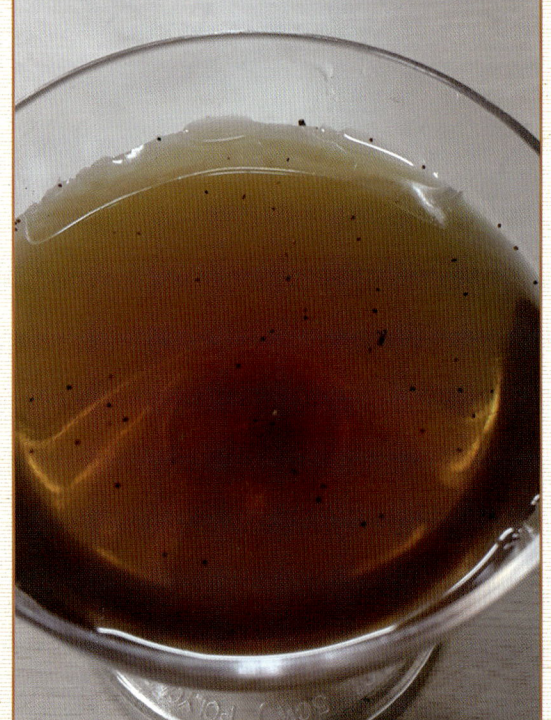

달맞이꽃 효소

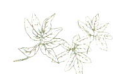

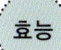 해열, 감기, 기관지염, 피부염, 고혈압, 비만증에 효과가 있다.

 리놀렌산, 올레인산 등 성분을 지방유 속에 함유하고 있다.

1 달맞이꽃 뿌리를 깨끗이 손질하여 준비한다.
2 손질한 재료를 잘게 썬다.
3 잘게 썬 재료에 설탕을 넣고 살살 버무려준다.
4 용기 바닥에 설탕을 1~2cm 깐다.
5 설탕에 버무린 재료를 용기의 약 70% 선까지 담는다.
6 재료가 보이지 않을 만큼 설탕으로 덮은 뒤 밀봉하여 발효될 때까지 기다린다.
7 발효가 끝나면 거름망에 밭치고 원액만 걸러내서 숙성 용기에 담는다.

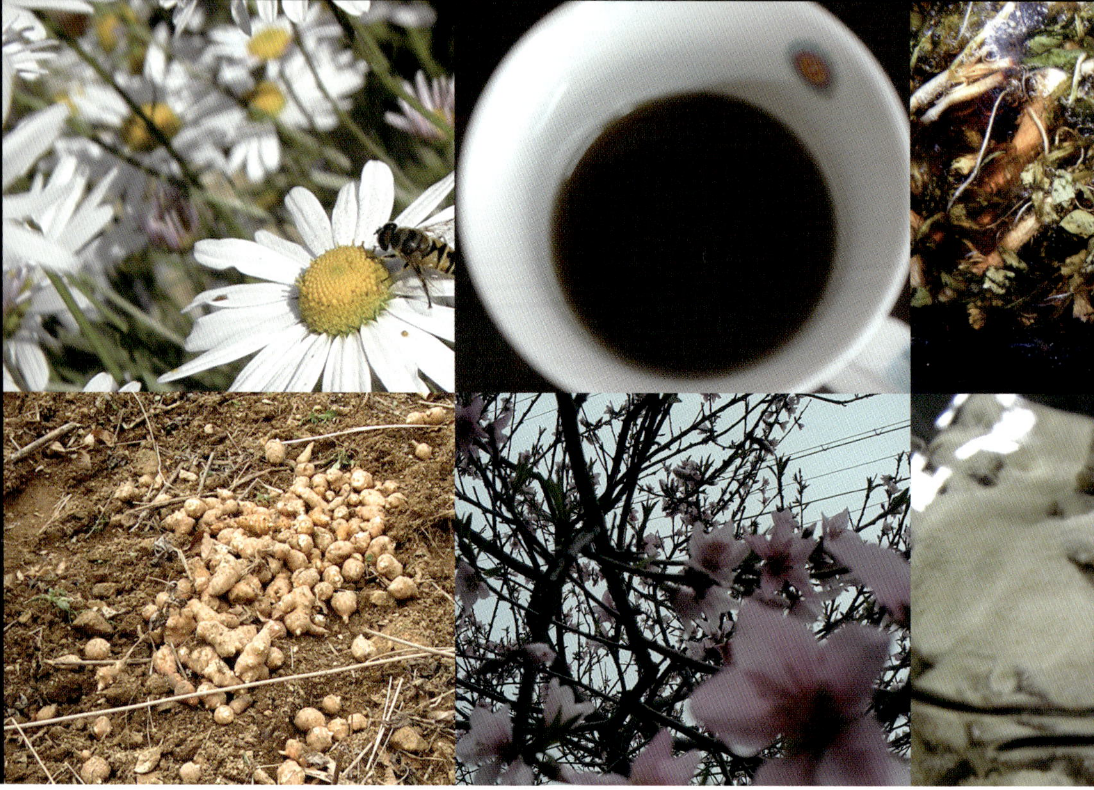

PART 3

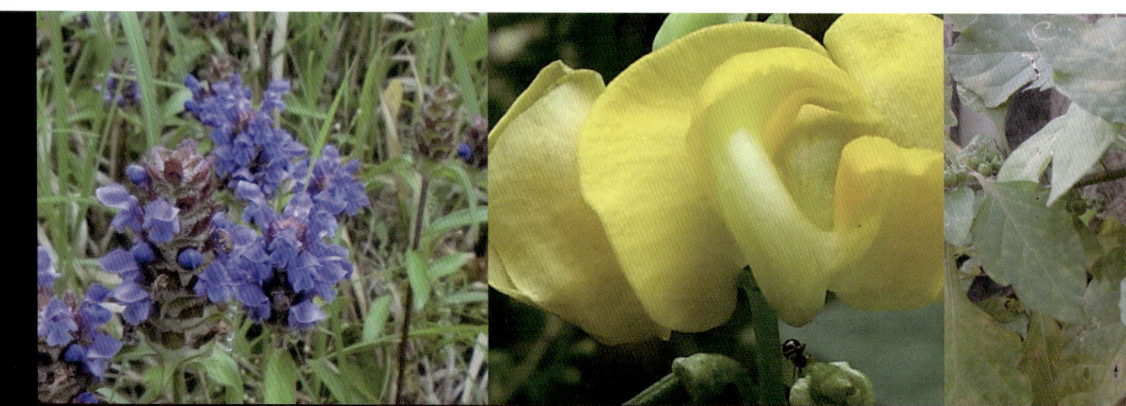

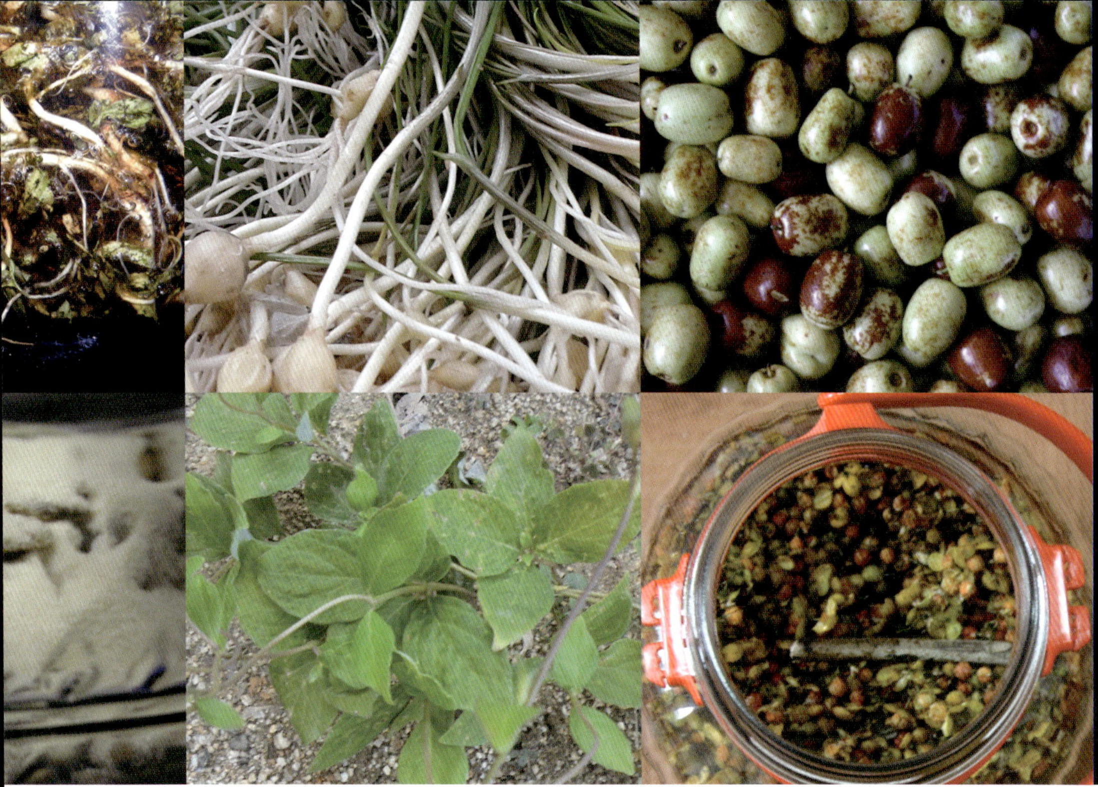

/ 전초로 담그는 효소 /

댕댕이덩굴 구릿대(백지) 구절초 기린초 냉이 달래 무릇 물쑥 민들레 쇠비름 전초 오이풀
왕고들빼기 제비꽃 짚신나물 원추리 마디풀 까마중 전초 달맞이꽃 전초 삼백초

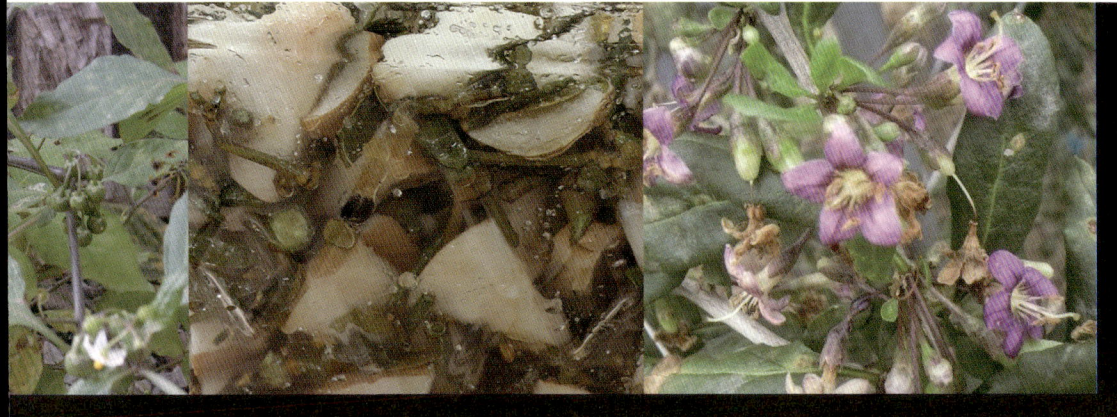

댕댕이덩굴

새모래덩굴과의 여러해살이 덩굴풀이다. 뿌리는 생약명으로 '목방기'라고 한다. 뿌리는 약용하고 줄기는 바구니 재료로 사용한다. 9~10월에 잎, 줄기, 열매를 채취하여 효소 재료로 사용할 수 있다. 효소를 담그고 발효 기간은 약 6개월을 거치고, 숙성 기간은 1년 이상이다.

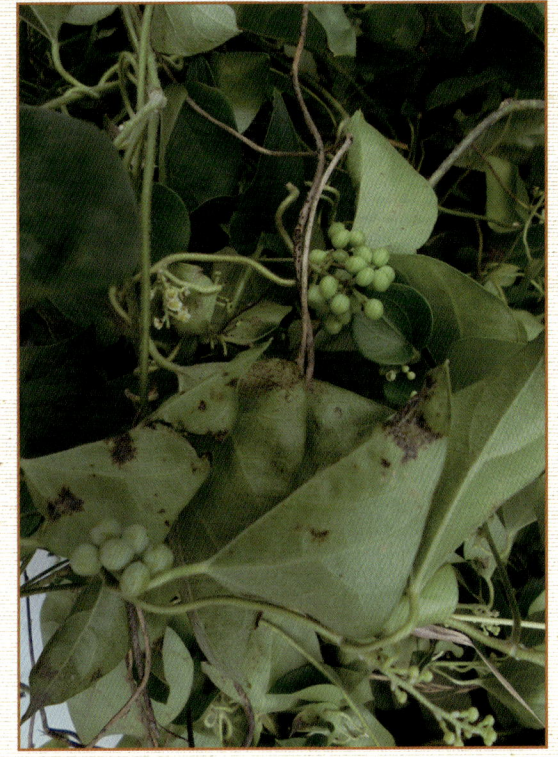

댕댕이덩굴

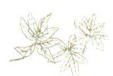

효능 해열, 진통, 이뇨의 효능이 있고 혈압을 낮추어준다. 관절염, 신경통, 류머티스, 방광염, 고혈압, 변비, 오줌이 잘 나오지 않는 증세 등을 치료하는 데 쓴다.

성분 사이노메닌, 튜보쿠라린, 트릴로빈, 트리보바민 등을 함유하고 있다.

담그기

1 댕댕이덩굴의 풀포기 전체를 깨끗이 손질하여 준비한다.
2 손질한 재료를 잘게 썬다.
3 잘게 썬 재료에 설탕을 넣고 살살 버무려준다.
4 용기 바닥에 설탕을 1~2cm 깐다.
5 설탕에 버무린 재료를 용기의 약 70% 선까지 담는다.
6 재료가 보이지 않을 만큼 설탕으로 덮은 뒤 밀봉하여 발효될 때까지 기다린다.
7 발효가 끝나면 거름망에 밭치고 원액만 걸러내서 숙성 용기에 담는다.

구릿대(백지)

생약명으로 '백지', '향백'이라고 한다. 산형과에 속하는 여러해살이풀이다. 어린잎은 식용하고 뿌리는 약재로 쓴다. 7~8월에 채취하여 풀포기 전체(전초)를 효소 재료로 사용할 수 있다. 효소를 담그고 발효 기간은 약 6개월을 거치고, 숙성 기간은 1년 이상이다.

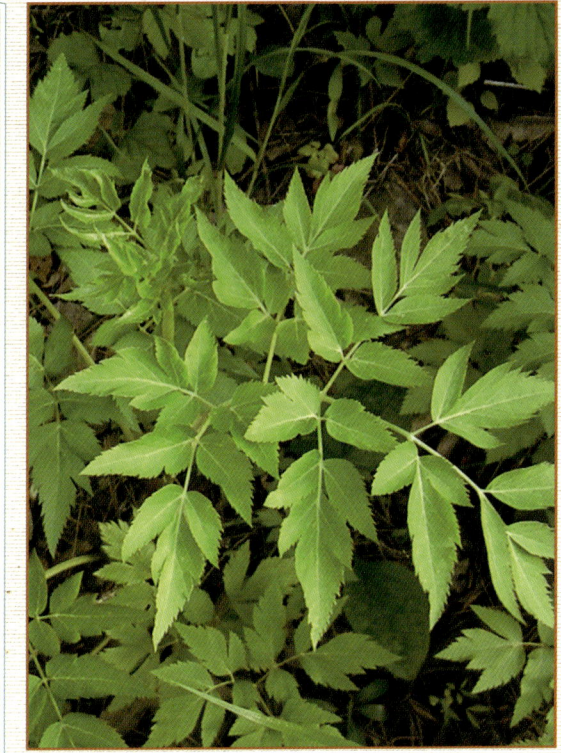

구릿대

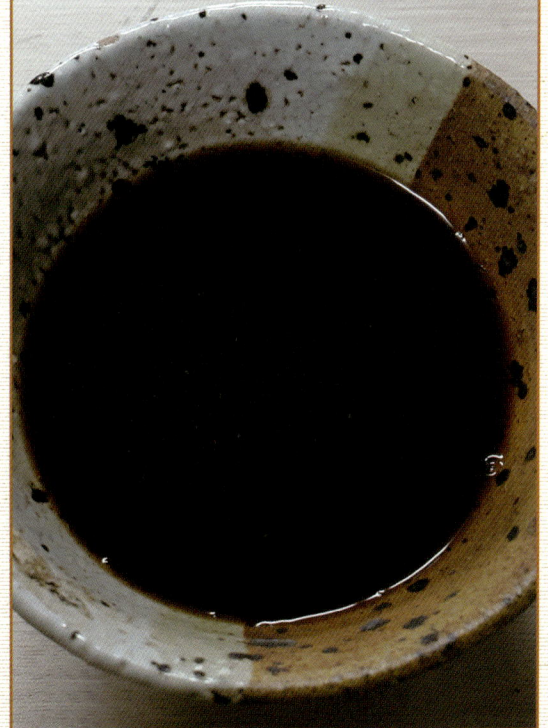

구릿대 효소

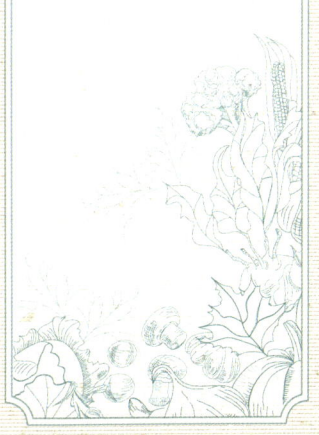

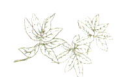

효능 진통, 소종의 효과가 있고 냉을 없애준다. 두통, 편두통, 각종 신경통, 치통, 복통 등의 치료약으로 쓴다.

성분 뿌리줄기에 안겔리칼, 에둘틴, 펠로프테린, 씨에 임페라트린 등을 함유하고 있다.

담그기
1 구릿대의 풀포기 전체를 잘 손질한다.
2 손질한 재료를 잘게 썬다.
3 잘게 썬 재료에 황설탕을 넣고 살살 버무려준다.
4 용기 바닥에 설탕을 1~2cm 깐다.
5 설탕에 버무린 재료를 용기의 약 70% 선까지 담는다.
6 재료가 보이지 않을 만큼 설탕으로 덮은 뒤 밀봉하여 발효될 때까지 기다린다.
7 발효가 끝나면 거름망에 밭치고 원액만 걸러내서 숙성 용기에 담는다.

구절초

생약명으로 '선모초'라고 한다.
국화과에 속하는
여러해살이풀이다. 9~10월에
채취하여 풀포기 전체(전초)를
효소 재료로 사용할 수 있다.
효소를 담그고 발효 기간은
약 4개월을 거치고,
숙성 기간은 1년 이상이다.

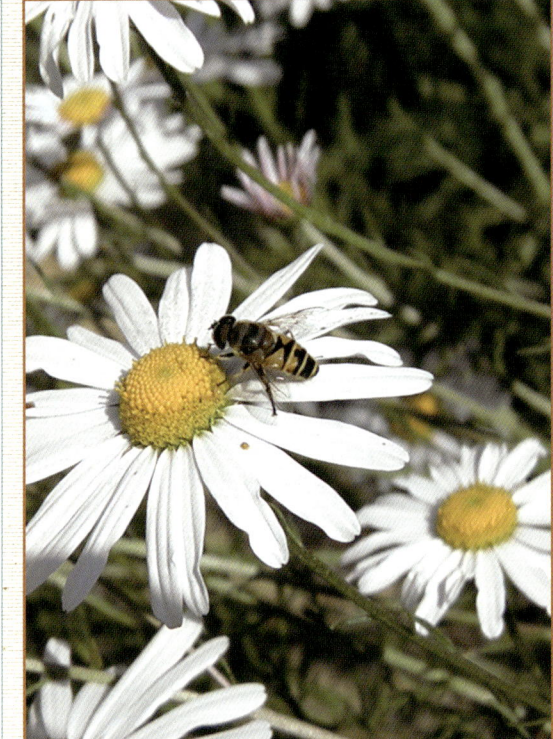

구절초

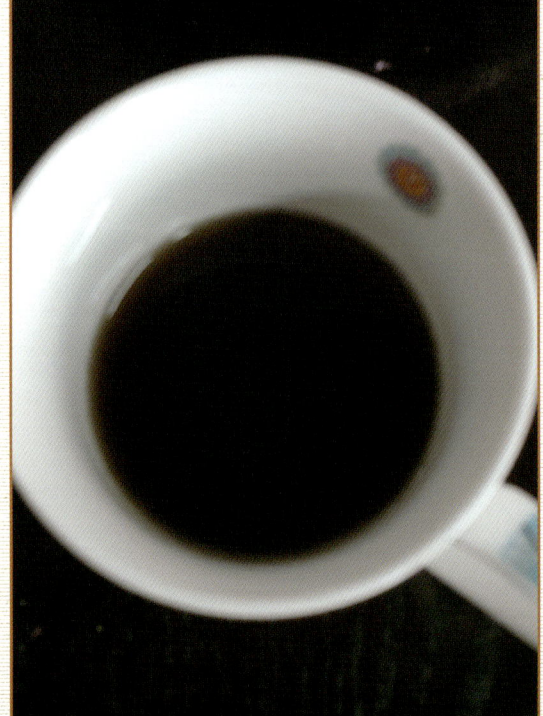

구절초 효소

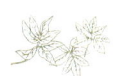

효능 몸속을 따뜻하게 해주고 부인병, 위가 냉하거나 소화가 잘되지 않을 때도 복용한다.

담그기
1 구절초의 풀포기 전체를 깨끗이 씻어서 물기를 제거한다.
2 손질한 재료를 잘게 썬다.
3 잘게 썬 재료에 황설탕을 넣고 살살 버무려준다.
4 용기 바닥에 설탕을 1~2cm 깐다.
5 설탕에 버무린 재료를 용기의 약 70% 선까지 담는다.
6 재료가 보이지 않을 만큼 설탕으로 덮은 뒤 밀봉하여 발효될 때까지 기다린다.
7 발효가 끝나면 거름망에 받치고 원액만 걸러내서 숙성 용기에 담는다.

기린초

생약명으로 '백삼칠'이라고
한다. 돌나물과에 속하는
여러해살이풀이다. 어린순은
식용하고 관상용으로
재배한다. 5~7월에 채취하여
풀포기 전체(전초)를
효소 재료로 사용할 수 있다.
효소를 담그고 발효 기간은
약 4개월을 거치고,
숙성 기간은 1년 이상이다.

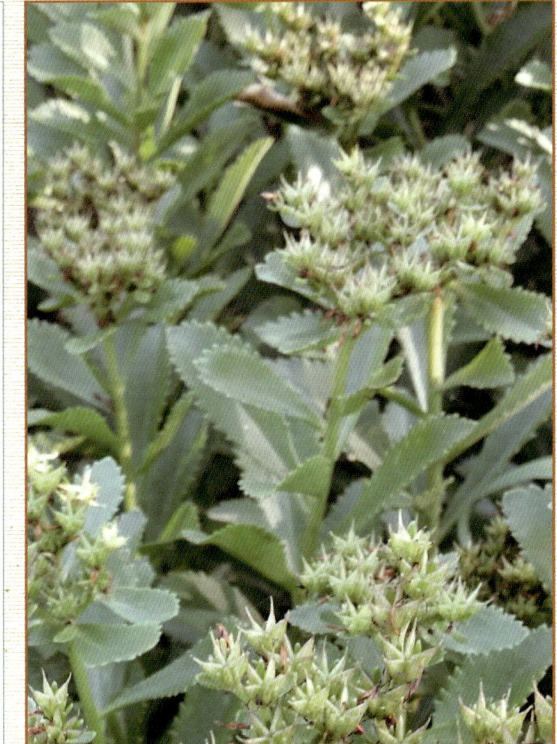

기린초

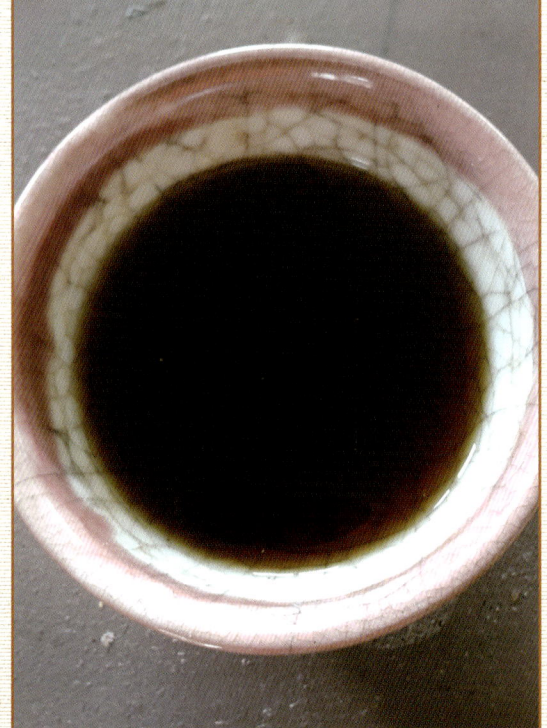

기린초 효소

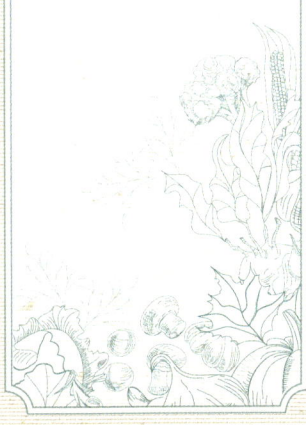

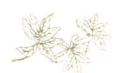

효능 지혈, 이뇨, 진정, 소종 등의 효과가 있으며 혈액의 순환을 돕는다고 알려져 있다. 토혈, 코피 흐르는 증세, 혈변, 월경이 멈추지 않는 증세, 가슴이 몹시 두근거리는 증세, 까닭 없이 가슴이 울렁거리는 증세, 타박상, 종기 치료약으로 쓴다.

담그기

1 기린초의 풀포기 전체를 깨끗이 씻어서 물기를 제거한다.
2 손질한 재료를 잘게 썬다.
3 잘게 썬 재료에 황설탕을 넣고 살살 버무려준다.
4 용기 바닥에 설탕을 1~2cm 깐다.
5 설탕에 버무린 재료를 용기의 약 70% 선까지 담는다.
6 재료가 보이지 않을 만큼 설탕으로 덮은 뒤 밀봉하여 발효될 때까지 기다린다.
7 발효가 끝나면 거름망에 밭치고 원액만 걸러내서 숙성 용기에 담는다.

냉이

생약명으로 '향선채', '청명초'라고 한다. 십자화과의 두해살이풀이다. 어린잎이나 뿌리는 식용한다. 3~5월에 채취하여 풀포기 전체(전초)를 효소 재료로 사용할 수 있다. 효소를 담그고 발효 기간은 약 6개월을 거치고, 숙성 기간은 6개월 이상이다.

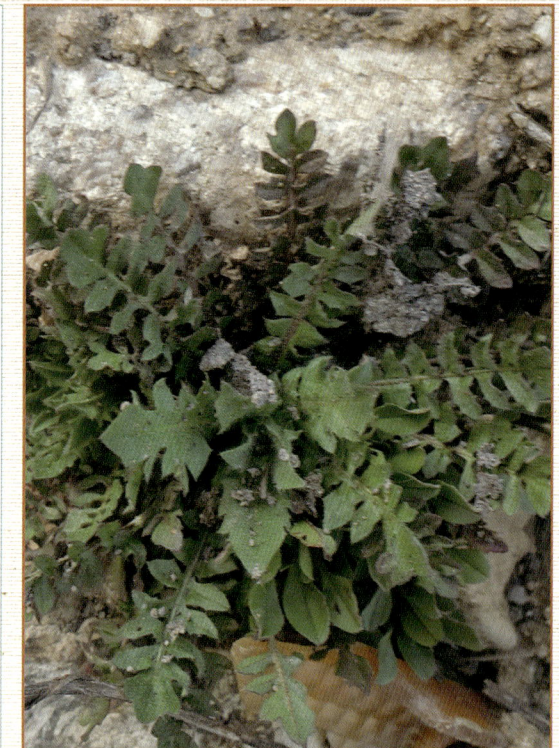

냉이

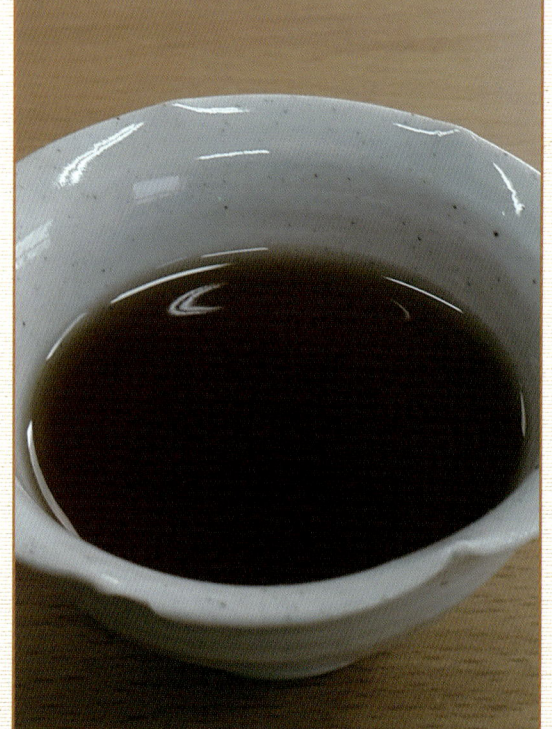

냉이 효소

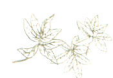

효능 비장을 실하게 해주며 이뇨, 지혈, 해독 등의 효과가 있다. 비장과 위가 허약한 증세, 당뇨병, 오줌이 잘 나오지 않는 증세, 수종, 토혈, 코피, 월경 등의 치료약으로 쓴다.

성분 아세틸콜린, 부루신, 디오스민 등을 함유하고 있다.

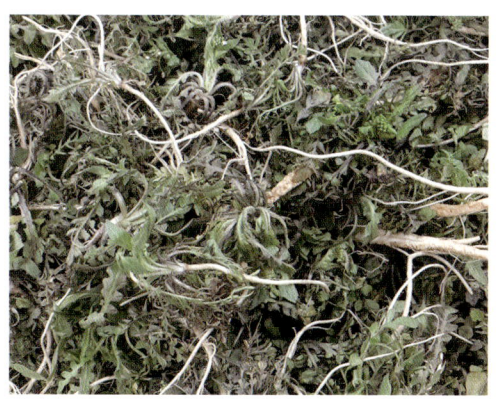

담그기

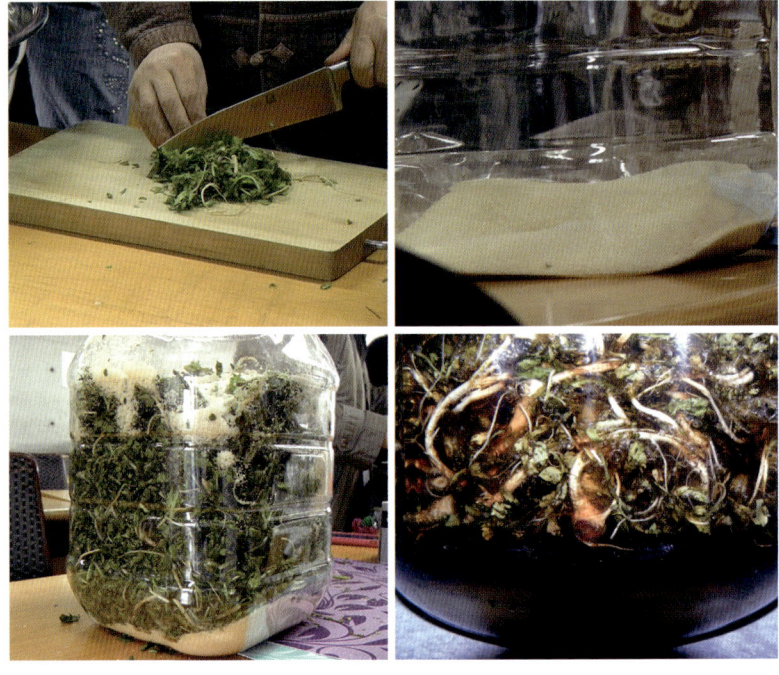

1 냉이의 풀포기 전체를 깨끗이 손질하여 준비한다.
2 손질한 재료를 잘게 썬다.
3 잘게 썬 재료에 황설탕을 넣고 살살 버무려준다.
4 용기 바닥에 설탕을 1~2cm 깐다.
5 설탕에 버무린 재료를 용기의 약 70% 선까지 담는다.
6 재료가 보이지 않을 만큼 설탕으로 덮은 뒤 밀봉하여 발효될 때까지 기다린다.
7 발효가 끝나면 거름망에 밭치고 원액만 걸러내서 숙성 용기에 담는다.

달래

달래

생약명으로 '제채'라고 한다. 백합과에 속하는 여러해살이풀이다. 4~5월에 채취하여 풀포기 전체(전초)를 효소 재료로 사용할 수 있다. 효소를 담그고 발효 기간은 약 5개월을 거치고, 숙성 기간은 1년 이상이다.

달래 효소

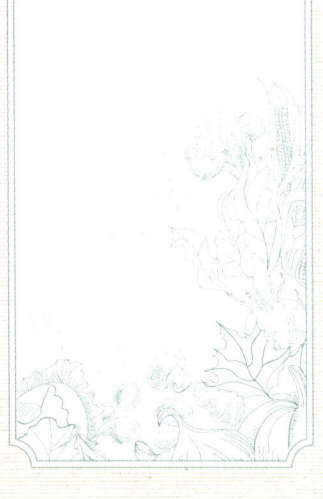

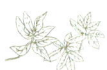

효능 보혈, 신경 안정, 살균 등에 효과가 있다. 적위장 카타르, 불면증, 자궁 혈종, 월경불순, 신경 항진 등의 치료약으로 쓴다. 장염, 위암, 불면증과 빈혈을 다스리는 데도 효과가 있다.

담그기

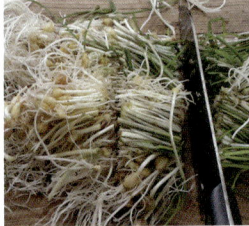 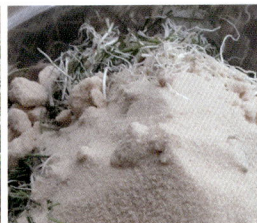 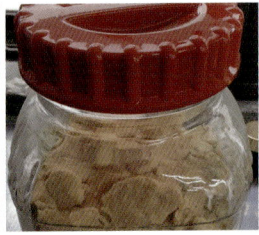

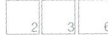

1 달래의 풀포기 전체를 깨끗이 씻어서 물기를 제거한다.
2 손질한 재료를 잘게 썬다.
3 잘게 썬 재료에 설탕을 넣고 살살 버무려준다.
4 용기 바닥에 설탕을 1~2cm 깐다.
5 설탕에 버무린 재료를 용기의 약 70% 선까지 담는다.
6 재료가 보이지 않을 만큼 설탕으로 덮은 뒤 밀봉하여 발효될 때까지 기다린다.
7 발효가 끝나면 거름망에 밭치고 원액만 걸러내서 숙성 용기에 담는다.

무릇

무릇

생약명으로 '야자고'라고
한다. 백합과에 속하는
여러해살이풀이다. 어린잎과
비늘줄기는 식용한다.
4~5월에 채취하여
풀포기 전체(전초)를
효소 재료로 사용할 수 있다.
효소를 담그고 발효 기간은
5~6개월을 거치고,
숙성 기간은 1년 이상이다.

무릇 효소

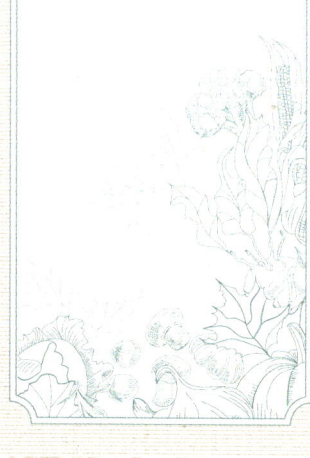

효능 진통 효과가 있으며 혈액 순환을 왕성하게 하고 부종을 가라앉히는 효과가 있다. 허리나 팔다리가 쑤시고 아픈 증세나 타박상 등의 치료약으로 쓴다.

성분 시트랄, 아네솔, 에우게놀, 카프릭산 등을 함유하고 있다.

담그기
1 무릇의 풀포기 전체를 깨끗이 씻어서 물기를 제거한다.
2 손질한 재료를 잘게 썬다.
3 잘게 썬 재료에 황설탕을 넣고 살살 버무려준다.
4 용기 바닥에 설탕을 1~2cm 깐다.
5 설탕에 버무린 재료를 용기의 약 70% 선까지 담는다.
6 재료가 보이지 않을 만큼 설탕으로 덮은 뒤 밀봉하여 발효될 때까지 기다린다.
7 발효가 끝나면 거름망에 밭치고 원액만 걸러내서 숙성 용기에 담는다.

물쑥

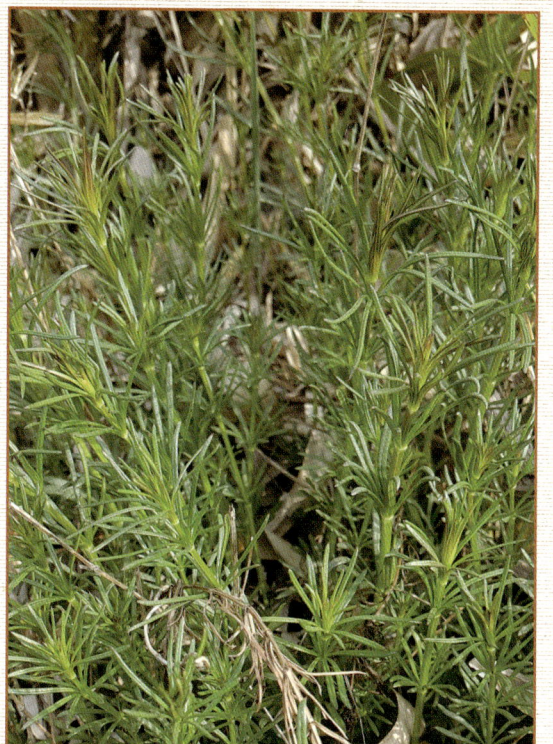

물쑥

'누호'라고도 한다. 국화과에
속하는 여러해살이풀이다.
연한 줄기와 잎은 식용한다.
6~7월에 채취하여
풀포기 전체(전초)를 효소
재료로 사용할 수 있다.
효소를 담그고 발효 기간은
5~6개월을 거치고,
숙성 기간은 1년 이상이다.

물쑥 효소

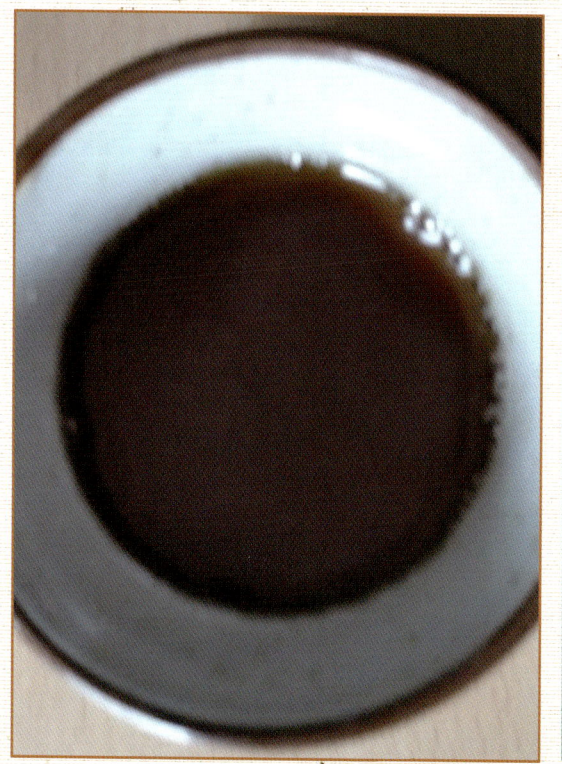

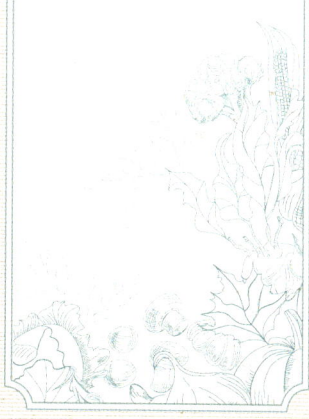

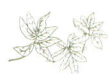

효능 간에 대하여 이로운 작용을 하는 한편 통경, 수렴, 소종 등의 효능을 가지고 있다. 간염, 간경화증, 간디스토마 등 각종 간질환을 다스리는 약으로 쓰인다. 또한 폐경이나 산후의 어혈로 인한 각종 증세의 치료약으로 쓴다.

성분 쑥과 성분이 거의 비슷하다.

담그기
1 물쑥의 풀포기 전체를 깨끗이 씻어서 물기를 제거한다.
2 손질한 재료를 잘게 썬다.
3 잘게 썬 재료에 황설탕을 넣고 살살 버무려준다.
4 용기 바닥에 설탕을 1~2cm 깐다.
5 설탕에 버무린 재료를 용기의 약 70% 선까지 담는다.
6 재료가 보이지 않을 만큼 설탕으로 덮은 뒤 밀봉하여 발효될 때까지 기다린다.
7 발효가 끝나면 거름망에 밭치고 원액만 걸러내서 숙성 용기에 담는다.

민들레

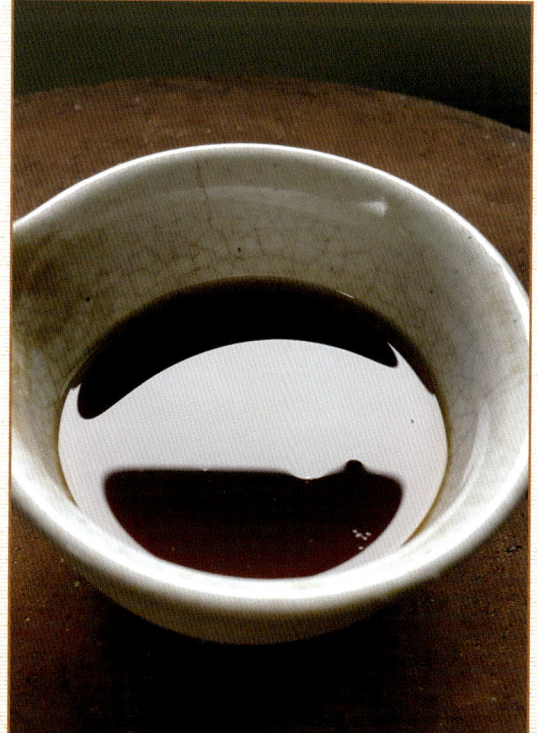

민들레 효소

민들레

생약명으로 '포공영'이라고 한다. 국화과에 속하는 여러해살이풀이다. 잎은 식용하고 꽃 피기 전의 뿌리와 줄기는 약재로 쓴다. 잎, 줄기, 꽃은 4~5월에 채취하고, 뿌리는 10~3월에 채취한다. 풀포기 전체(전초)는 봄에 채취하여 효소 재료로 사용할 수 있다. 효소를 담그고 발효 기간은 4~5개월을 거치고, 숙성 기간은 1년 이상이다.

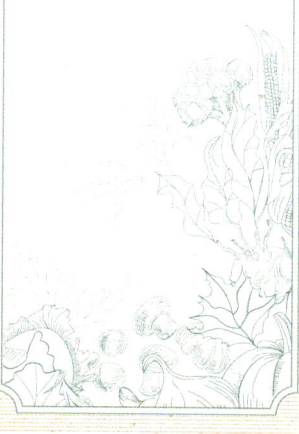

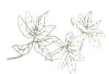

효능 위염, 위궤양, 만성간염, 지방간, 만성 장염, 천식, 기침, 신경통을 다스리는 효과가 있고 담즙의 분비를 촉진한다. 감기로 인한 열, 기관지염, 늑막염, 소화불량, 변비, 유방염 등의 치료약으로 쓴다.

성분 흰 즙 속에 타라크세롤과 4-타라크사스테롤이 함유되어 있고 꽃잎에는 루테인을 함유하고 있다.

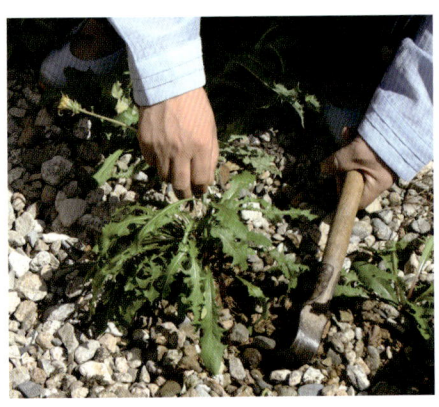

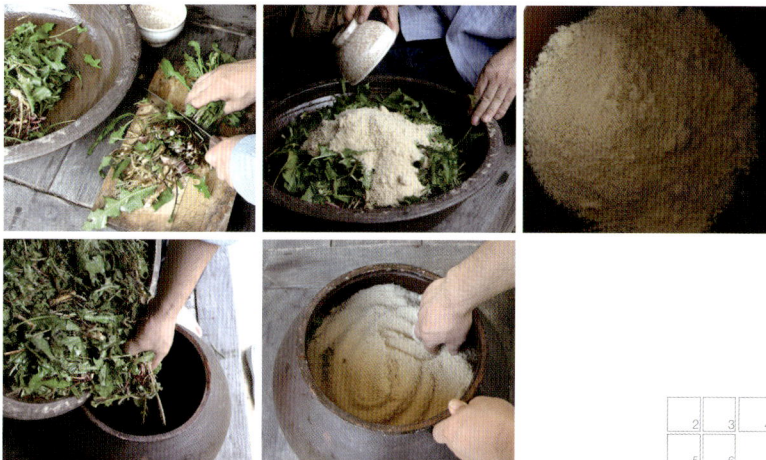

1 민들레의 풀포기 전체를 잘 씻어서 물기를 제거한다.
2 손질한 재료를 잘게 썬다.
3 잘게 썬 재료에 설탕을 넣고 살살 버무려준다.
4 용기 바닥에 설탕을 1~2cm 깐다.
5 설탕에 버무린 재료를 용기의 약 70% 선까지 담는다.
6 재료가 보이지 않을 만큼 설탕으로 덮은 뒤 밀봉하여 발효될 때까지 기다린다.
7 발효가 끝나면 거름망에 밭치고 원액만 걸러내서 숙성 용기에 담는다.

쇠비름 전초

생약명으로 '장명채'라고 한다.
쇠비름과에 속하는
한해살이풀이다. 6~8월에
채취하여 풀포기 전체(전초)를
효소 재료로 사용할 수 있다.
효소를 담그고 발효 기간은
5~6개월을 거치고,
숙성 기간은 1년 이상이다.

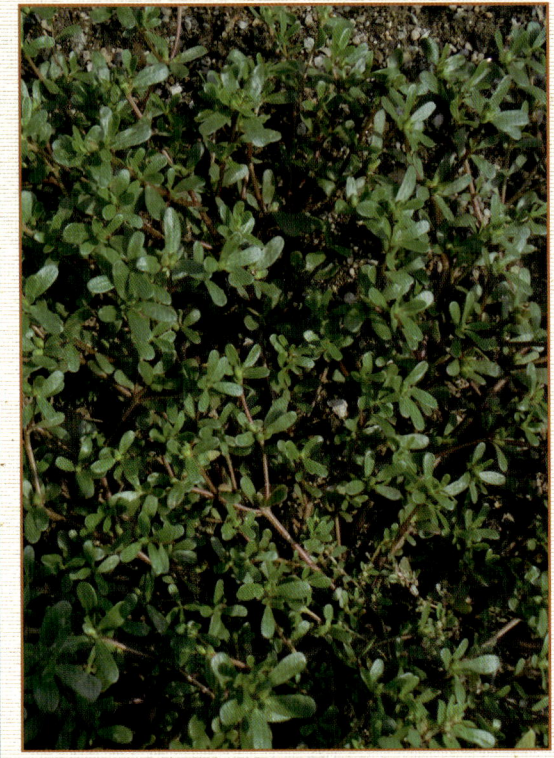

쇠비름

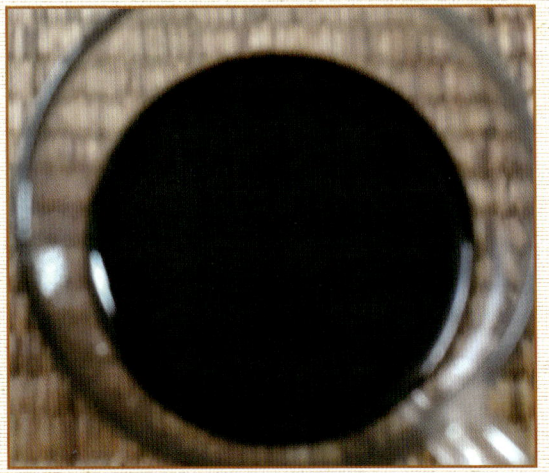

쇠비름 효소

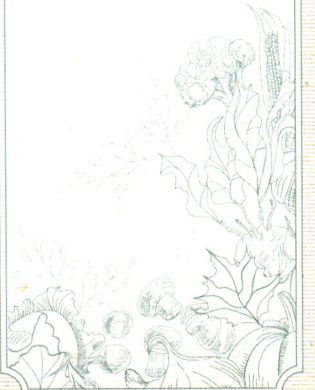

효능 해열, 이뇨, 등에 효과가 있다. 오줌이 잘 나오지 않는 증세와 임질 요도염, 대하증, 임파선염, 종기, 마른버짐, 벌레에 물린 상처 등의 치료약으로 쓴다.

성분 잎과 줄기에는 도파민, 노라드레나린 등의 성분을 함유하고 있다.

담그기
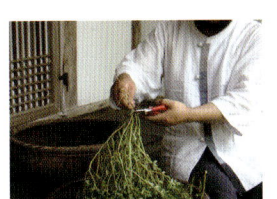

1 쇠비름의 풀포기 전체를 깨끗이 씻어서 물기를 제거한다.
2 손질한 재료를 잘게 썬다.
3 잘게 썬 재료에 황설탕을 넣고 살살 버무려준다.
4 용기 바닥에 설탕을 1~2cm 깐다.
5 설탕에 버무린 재료를 용기의 약 70% 선까지 담는다.
6 재료가 보이지 않을 만큼 설탕으로 덮은 뒤 밀봉하여 발효될 때까지 기다린다.
7 발효가 끝나면 거름망에 밭치고 원액만 걸러내서 숙성 용기에 담는다.

오이풀

뿌리는 생약명으로 '지유'라고 한다. 장미과에 속하는 여러해살이풀이다. 어린잎은 식용하고 뿌리는 지혈제로 쓴다. 10~3월에 채취하여 풀포기 전체(전초)를 효소 재료로 사용할 수 있다. 효소를 담그고 발효 기간은 5~6개월을 거치고, 숙성 기간은 1년 이상이다.

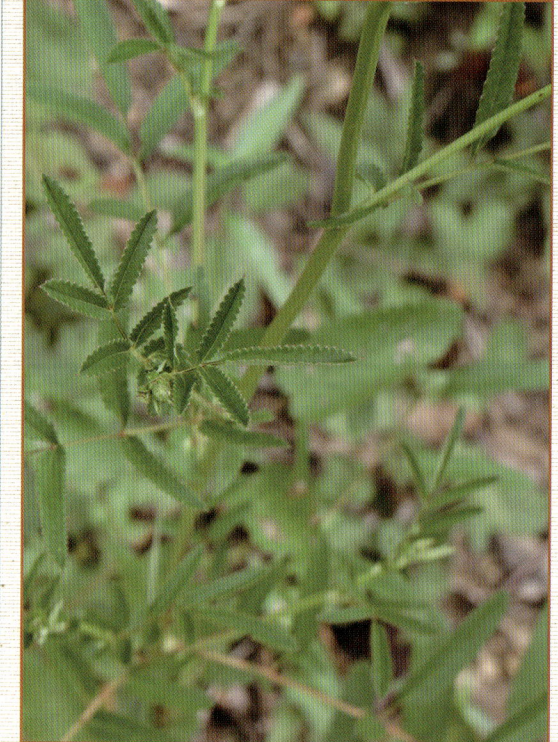

오이풀

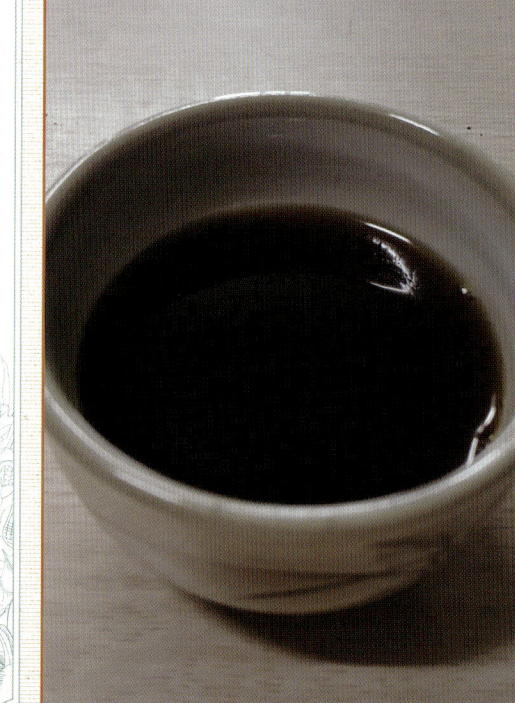

오이풀 효소

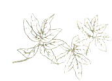

효능 지혈, 수렴, 해독 등의 효능을 가지고 있다. 대장염, 이질, 설사, 토혈, 월경 과다, 출산 후 출혈이 멈추지 않는 증세, 습진, 외상 출혈 등의 치료약으로 쓴다.

성분 산구이소르비게닌이라는 배당체를 함유하고 있다.

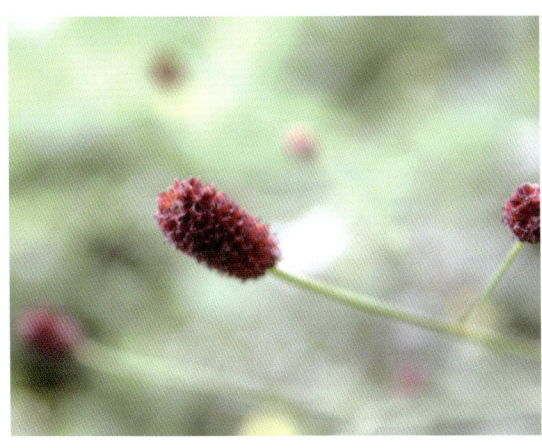

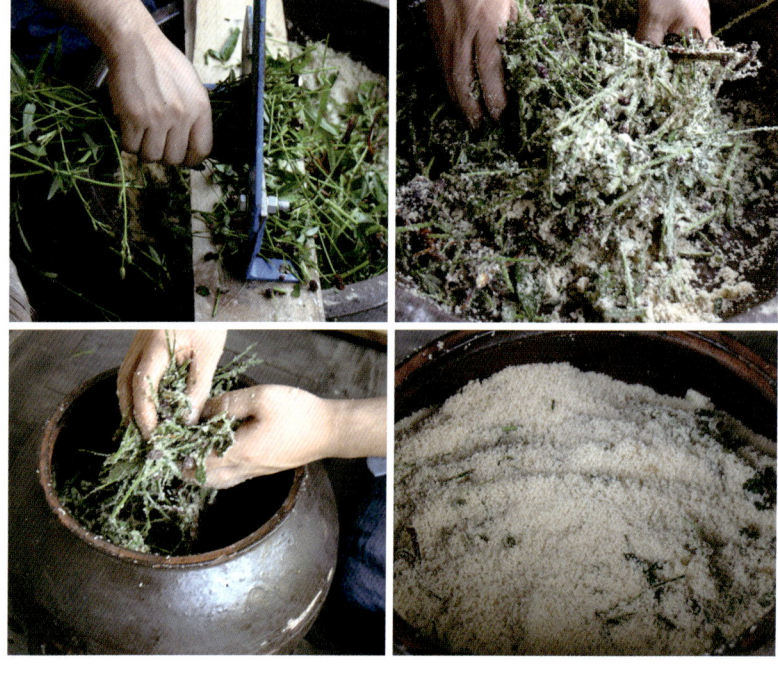

1 오이풀의 풀포기 전체를 깨끗이 씻어서 물기를 제거한다.
2 손질한 재료를 잘게 썬다.
3 잘게 썬 재료에 설탕을 넣고 살살 버무려준다.
4 용기 바닥에 설탕을 1~2cm 깐다.
5 설탕에 버무린 재료를 용기의 약 70% 선까지 담는다.
6 재료가 보이지 않을 만큼 설탕으로 덮은 뒤 밀봉하여 발효될 때까지 기다린다.
7 발효가 끝나면 거름망에 밭치고 원액만 걸러내서 숙성 용기에 담는다.

왕고들빼기

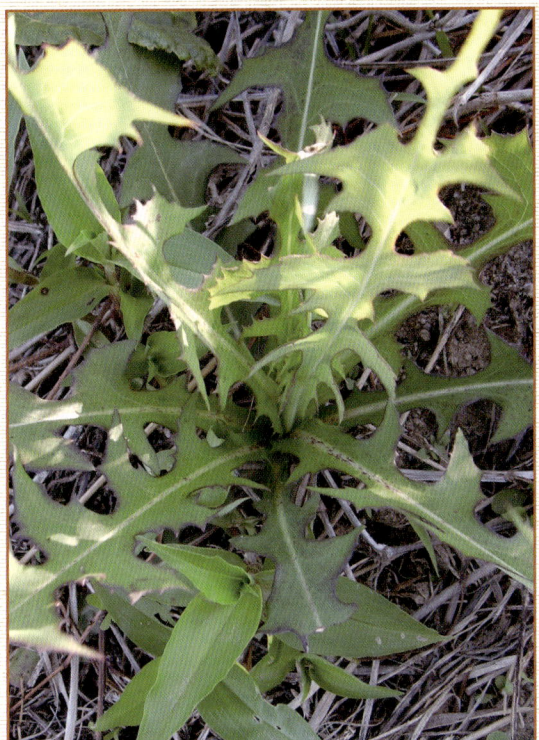

왕고들빼기

국화과에 속하는
여러해살이풀이다.
어린잎은 식용한다.
3월, 7월에 채취하여
풀포기 전체(전초)를
효소 재료로 사용할 수 있다.
효소를 담그고
발효 기간은 5~6개월을
거치고, 숙성 기간은
1년 이상이다.

왕고들빼기 효소

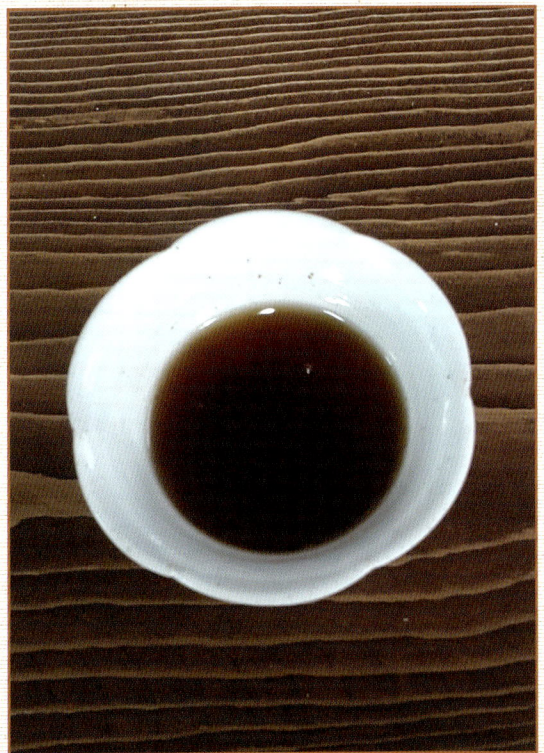

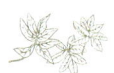

효능 해열, 소종 등의 효능을 가지고 있다. 감기로 인한 열, 편도선염, 인후염, 유선염, 자궁염, 산후 출혈이 멎지 않는 증세 등의 치료약으로 쓴다.

담그기
1 왕고들빼기의 풀포기 전체를 깨끗이 씻어서 물기를 제거한다.
2 손질한 재료를 잘게 썬다.
3 잘게 썬 재료에 황설탕을 넣고 살살 버무려준다.
4 용기 바닥에 설탕을 1~2cm 깐다.
5 설탕에 버무린 재료를 용기의 약 70% 선까지 담는다.
6 재료가 보이지 않을 만큼 설탕으로 덮은 뒤 밀봉하여 발효될 때까지 기다린다.
7 발효가 끝나면 거름망에 밭치고 원액만 걸러내서 숙성 용기에 담는다.

제비꽃

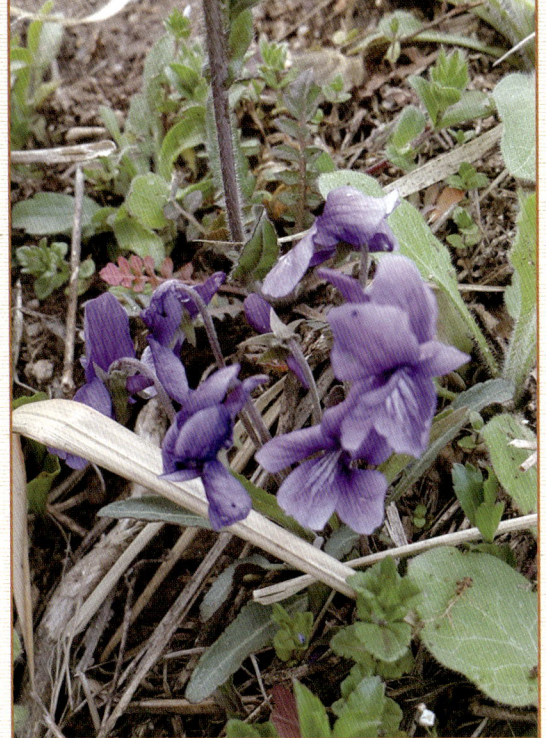

제비꽃

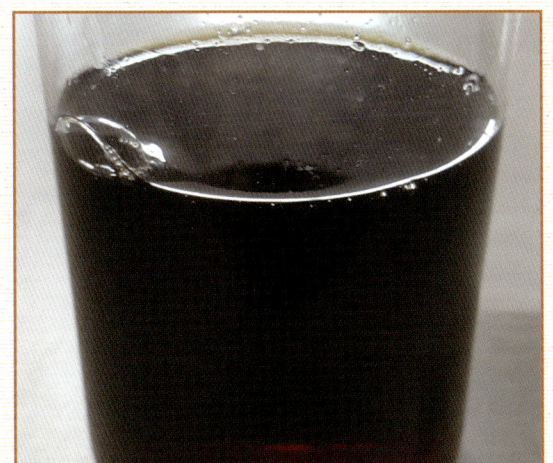

제비꽃 효소

제비꽃과에 속하는 여러해살이풀이다. 어린잎은 식용한다. 4~6월에 채취하여 풀포기 전체(전초)를 효소 재료로 사용할 수 있다. 효소를 담그고 발효 기간은 5~6개월을 거치고, 숙성 기간은 1년 이상이다.

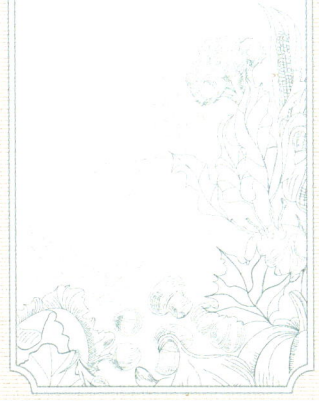

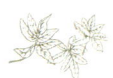

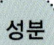 해독, 소염, 소종, 지사, 최토, 이뇨 등의 효과가 있으며 최면 작용도 한다. 설사, 오줌이 잘 나오지 않는 증세, 임파선염, 황달, 간염, 수종 등의 치료약으로 쓴다.

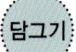 메틸헤프틴 카보네이트를 함유하고 있다.

담그기

1 제비꽃의 풀포기 전체를 깨끗이 씻어서 물기를 제거한다.
2 손질한 재료를 잘게 썬다.
3 잘게 썬 재료에 설탕을 넣고 살살 버무려준다.
4 용기 바닥에 설탕을 1~2cm 깐다.
5 설탕에 버무린 재료를 용기의 약 70% 선까지 담는다.
6 재료가 보이지 않을 만큼 설탕으로 덮은 뒤 밀봉하여 발효될 때까지 기다린다.
7 발효가 끝나면 거름망에 밭치고 원액만 걸러내서 숙성 용기에 담는다.

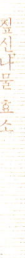
짚신나물

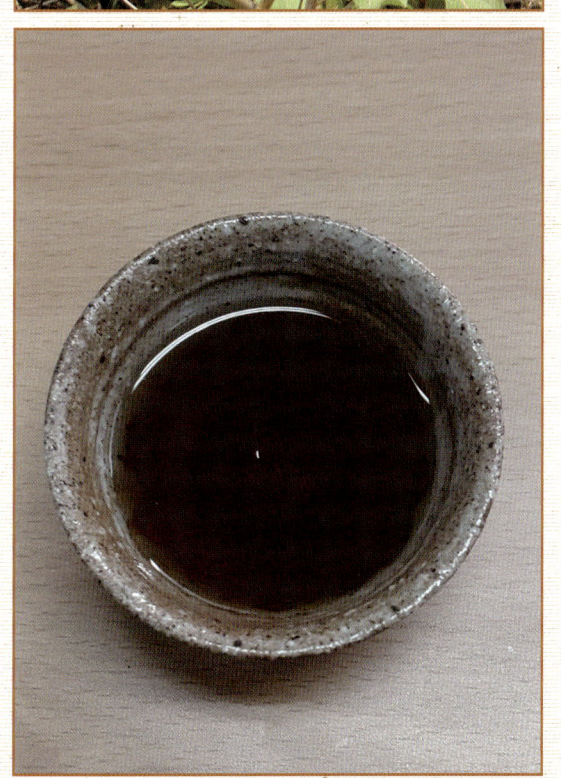
짚신나물 효소

짚신나물

'낭아채', '낭아초'라고도 한다. 장미과에 속하는 여러해살이풀이다. 어린잎은 식용하고 뿌리는 약재로 쓴다. 4~5월에 채취하여 풀포기 전체(전초)를 효소 재료로 사용할 수 있다. 효소를 담그고 발효 기간은 5~6개월을 거치고, 숙성 기간은 1년 이상이다.

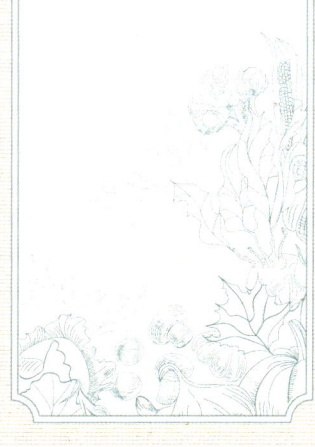

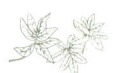

효능 해독 등의 효능을 가지고 있다. 각종 내출혈, 설사, 이질, 위궤양, 장염, 월경이 멎지 않는 증세, 대하증 등에 치료약으로 쓴다.

성분 잎과 줄기에 정유와 타닌이 들어 있고, 뿌리에 아그리모놀라이드 성분 등을 함유하고 있다.

담그기
1 짚신나물의 풀포기 전체를 깨끗이 씻어서 물기를 제거한다.
2 손질한 재료를 잘게 썬다.
3 잘게 썬 재료에 황설탕을 넣고 살살 버무려준다.
4 용기 바닥에 설탕을 1~2cm 깐다.
5 설탕에 버무린 재료를 용기의 약 70% 선까지 담는다.
6 재료가 보이지 않을 만큼 설탕으로 덮은 뒤 밀봉하여 발효될 때까지 기다린다.
7 발효가 끝나면 거름망에 밭치고 원액만 걸러내서 숙성 용기에 담는다.

원추리

원추리

'녹총', '망우초'라고도 한다.
백합과에 속하는
여러해살이풀이다. 어린잎과
꽃은 식용하고 뿌리는 약재로
쓴다. 4~5월에 채취하여
풀포기 전체(전초)를 효소
재료로 사용할 수 있다.
효소를 담그고 발효 기간은
5~6개월을 거치고,
숙성 기간은 1년 이상이다.

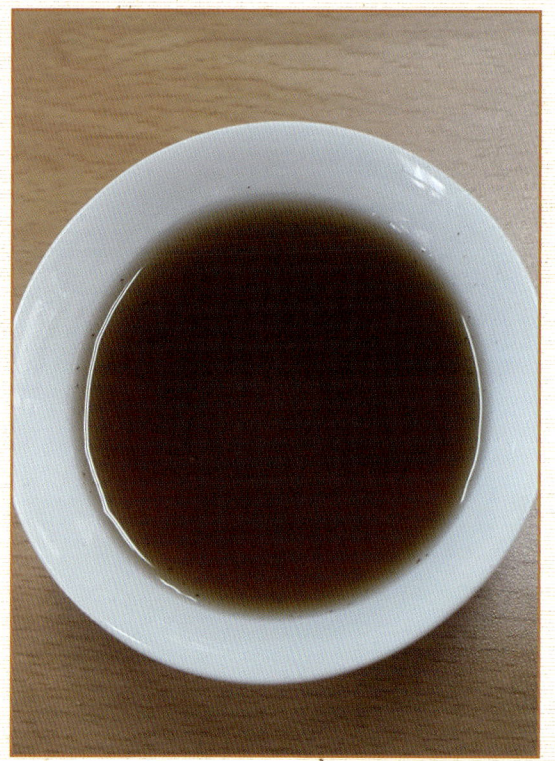

원추리 효소

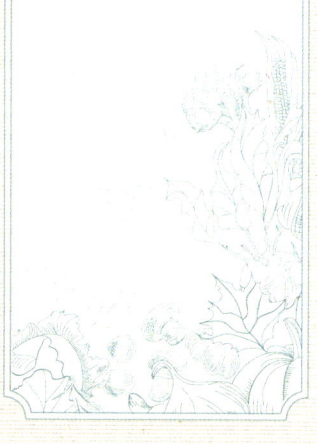

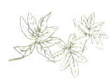

효능 이뇨, 소종 등에 효과가 있으며 여성의 몸을 보하는 데 특히 좋다. 오줌이 잘 나오지 않는 증세를 비롯하여 수종, 황달, 월경불순, 대하증, 월경과다, 젖이 나오지 않는 증세, 유선염 등의 치료약으로 쓴다.

성분 뿌리에 아데닌, 콜린, 아르기닌 등 아미노산류와 단백질을 함유하고 있다.

담그기
1. 원추리의 풀포기 전체를 깨끗이 씻어서 물기를 제거한다.
2. 손질한 재료를 잘게 썬다.
3. 잘게 썬 재료에 설탕을 넣고 살살 버무려준다.
4. 용기 바닥에 설탕을 1~2cm 깐다.
5. 설탕에 버무린 재료를 용기의 약 70% 선까지 담는다.
6. 재료가 보이지 않을 만큼 설탕으로 덮은 뒤 밀봉하여 발효될 때까지 기다린다.
7. 발효가 끝나면 거름망에 받치고 원액만 걸러내서 숙성 용기에 담는다.

마디풀

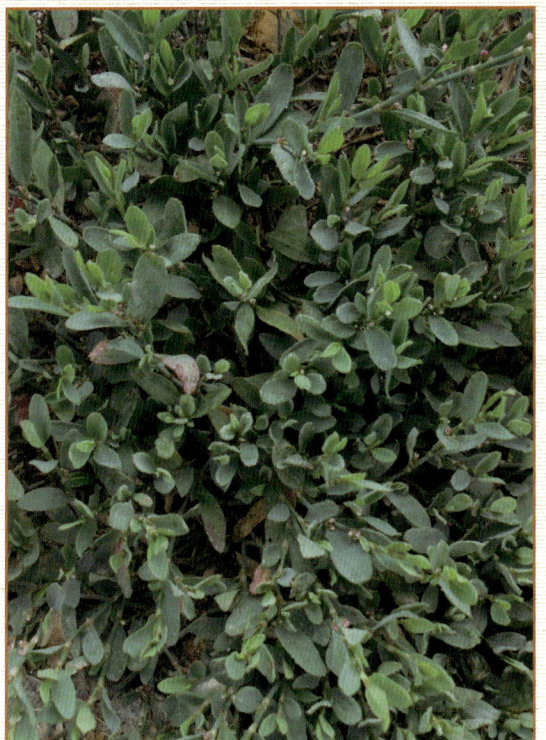

마디풀

생약명으로 '분절초'라고 한다. 마디풀과에 속하는 한해살이풀이다. 어린잎은 식용하고 줄기와 잎은 약재로 쓴다. 6~7월에 채취하여 풀포기 전체(전초)를 효소 재료로 사용할 수 있다. 효소를 담그고 발효 기간은 5~6개월을 거치고, 숙성 기간은 1년 이상이다.

마디풀 효소

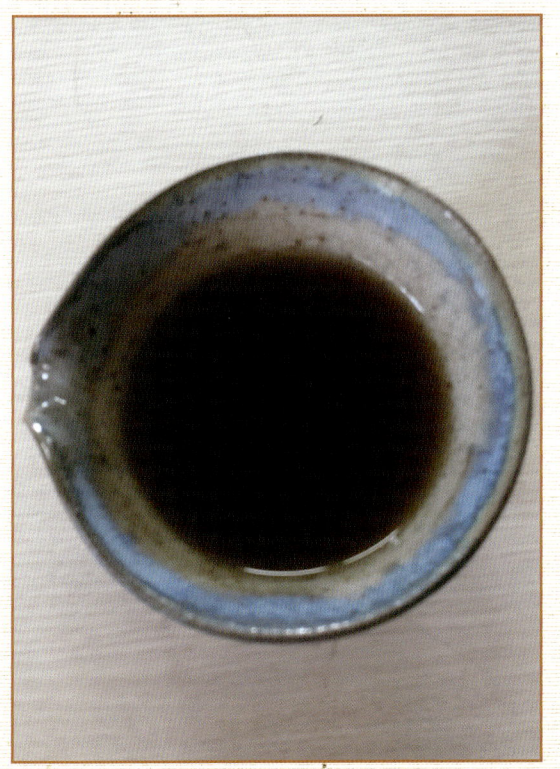

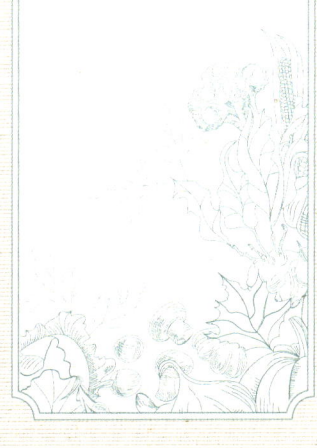

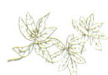

효능 이뇨 작용과 살균의 효능을 가지고 있다. 오줌이 잘 나오지 않는 증세, 장염, 대하증, 습진, 회충 구제 등의 치료에 쓴다.

성분 아비쿨라린, 하이페린, 퀘르시트린, 이소퀘르시트린, 레이노트린, 루틴 등을 함유하고 있다.

담그기

1 마디풀의 풀포기 전체를 깨끗이 씻어서 물기를 제거한다.
2 손질한 재료를 잘게 썬다.
3 잘게 썬 재료에 황설탕을 넣고 살살 버무려준다.
4 용기 바닥에 설탕을 1~2cm 깐다.
5 설탕에 버무린 재료를 용기의 약 70% 선까지 담는다.
6 재료가 보이지 않을 만큼 설탕으로 덮은 뒤 밀봉하여 발효될 때까지 기다린다.
7 발효가 끝나면 거름망에 받치고 원액만 걸러내서 숙성 용기에 담는다.

까마중

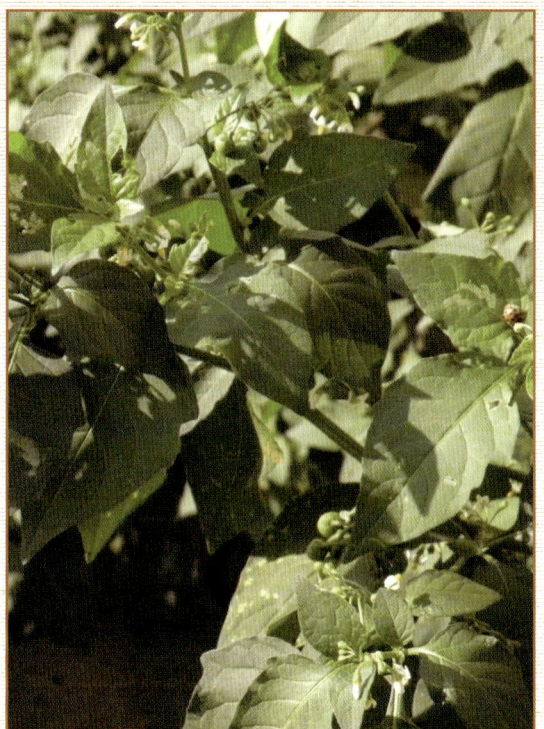

까마중 전초 효소

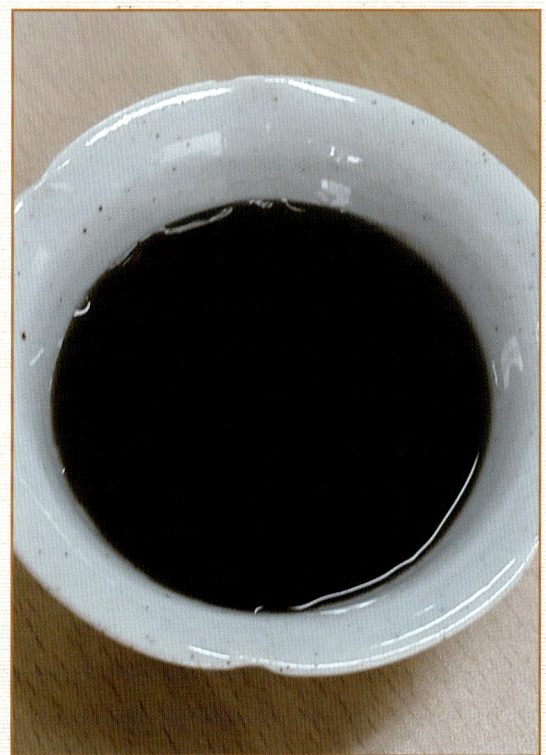

까마중 전초

산형과의 두해살이풀 또는 세해살이풀이다. 어린잎은 식용하고 뿌리는 약재로 쓴다. 10~3월에 채취하여 뿌리와 풀포기 전체를 효소 재료로 사용할 수 있다. 효소를 담그고 발효 기간은 약 6개월을 거치고, 숙성 기간은 1년 이상이다.

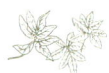

효능 각종 암에 효과가 있다고 알려져 있다. 감기, 만성기관지염, 신장염, 고혈압, 황달, 단독, 종기, 종양 등의 치료에 쓴다.

성분 잎줄기에는 사포닌을 함유하고 있다.

담그기
1 까마중의 풀포기 전체를 깨끗이 씻어서 물기를 제거한다.
2 손질한 재료를 잘게 썬다.
3 잘게 썬 재료에 황설탕을 넣고 살살 버무려준다.
4 용기 바닥에 설탕을 1~2cm 깐다.
5 설탕에 버무린 재료를 용기의 약 70% 선까지 담는다.
6 재료가 보이지 않을 만큼 설탕으로 덮은 뒤 밀봉하여 발효될 때까지 기다린다.
7 발효가 끝나면 거름망에 밭치고 원액만 걸러내서 숙성 용기에 담는다.

달맞이꽃 전초

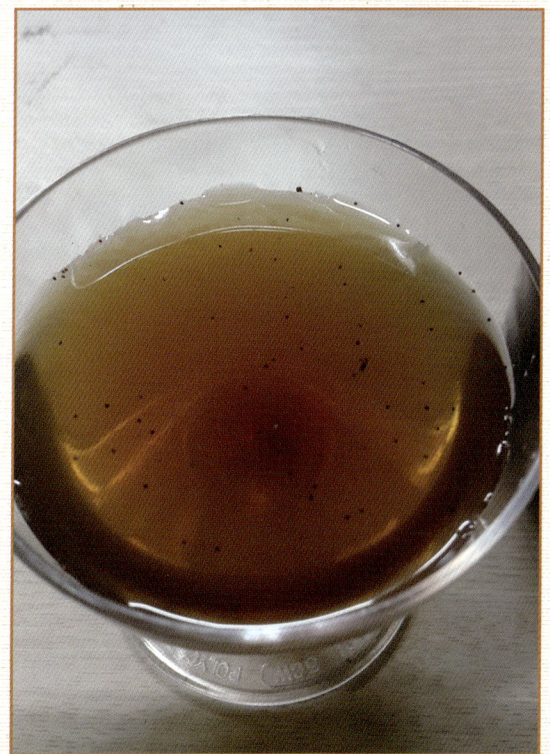

달맞이꽃 전초 효소

달맞이꽃 전초

생약명으로 '월하향'이라고 한다. 바늘꽃과에 속하는 두해살이풀이다. 7~8월에 채취하여 풀포기 전체를 효소 재료로 사용할 수 있다. 뿌리는 10~4월에 채취하여 사용할 수 있다. 효소를 담그고 발효 기간은 약 5개월을 거치고, 숙성 기간은 1년 이상이다.

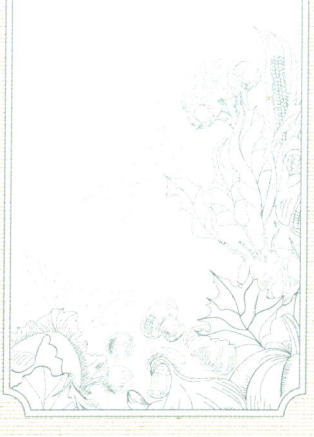

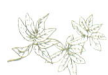

효능 해열, 감기, 기관지염, 피부염, 고혈압, 비만증에 효과가 있다. 고혈압, 비만증 등에 달맞이꽃의 씨앗기름이 좋다고 알려져 있다.

성분 리놀렌산, 올레인산 등 성분을 지방유 속에 함유하고 있다.

담그기
1 달맞이꽃의 풀포기 전체를 깨끗이 씻어서 물기를 제거한다.
2 손질한 재료를 잘게 썬다.
3 잘게 썬 재료에 설탕을 넣고 살살 버무려준다.
4 용기 바닥에 설탕을 1~2cm 간다.
5 설탕에 버무린 달맞이꽃 풀포기 전체를 용기의 약 70% 선까지 담는다.
6 재료가 보이지 않을 만큼 설탕으로 덮은 뒤 밀봉하여 발효될 때까지 기다린다.
7 발효가 끝나면 거름망에 밭치고 원액만 걸러내서 숙성 용기에 담는다.

삼백초

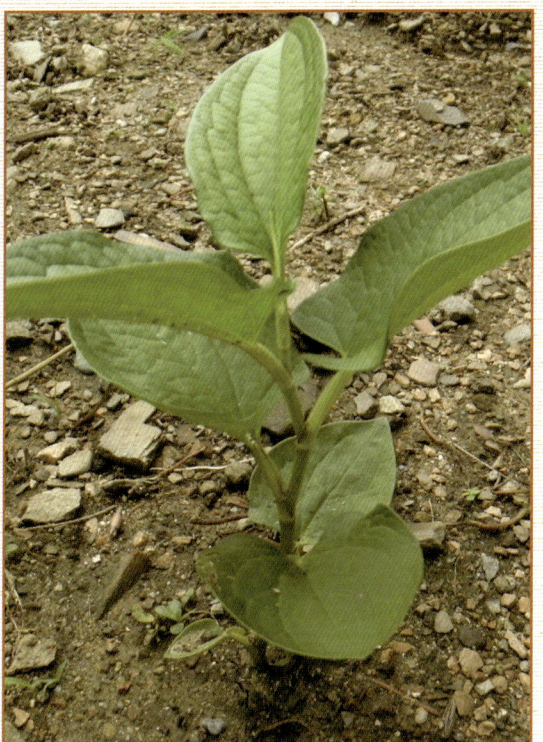

삼백초

삼백초과에 속하는 여러해살이풀이다. 약재로 쓴다. 10~4월에 채취하여 잎과 줄기, 뿌리를 효소 재료로 사용할 수 있다. 효소를 담그고 발효 기간은 4~5개월을 거치고, 숙성 기간은 1년 이상이다.

삼백초 효소

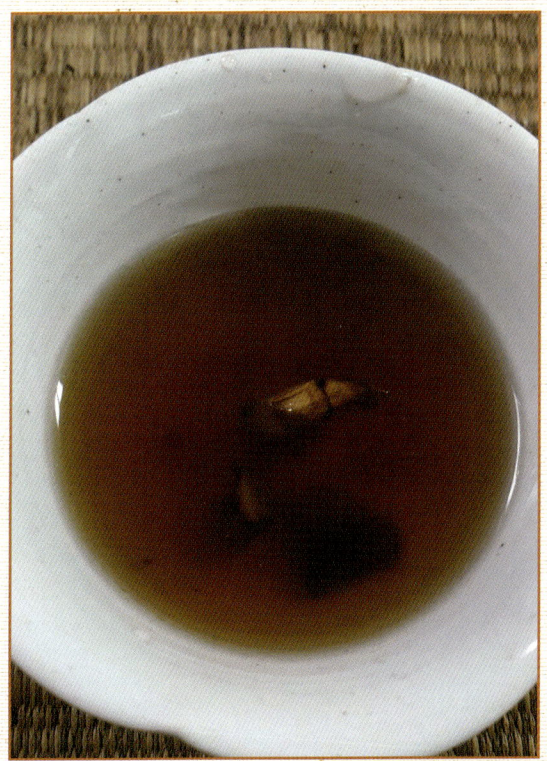

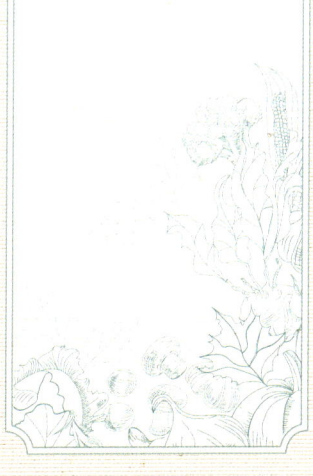

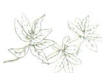

효능 　변비, 당뇨병, 간장병, 암, 고혈압, 심장병, 부인병, 신장병, 해열, 이뇨, 거담, 건위, 소종 등에 효과가 있다. 오줌이 잘나오지 않는 증세, 위장병, 간염, 황달 등의 치료약으로 쓰고, 뱀에 물렸을 때나 종기의 치료에도 쓴다.

성분 　전초날 것 속에 정유 약 0.005%를 함유하고 있으며 특이한 냄새가 난다.

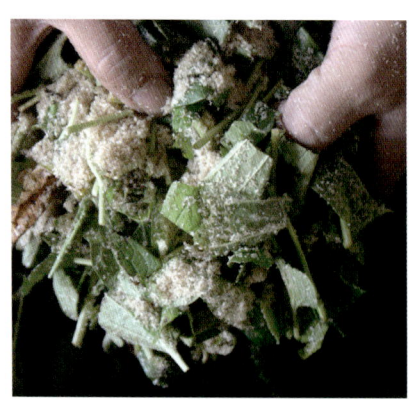

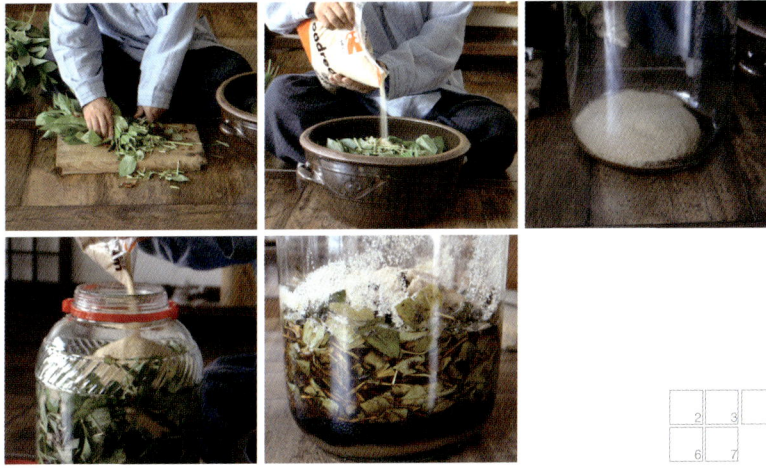

1 삼백초 풀포기 전체를 깨끗이 씻어서 물기를 제거한다.

2 삼백초 풀포기 전체를 잘게 썬다.

3 잘게 썬 재료에 설탕을 넣고 살살 버무려준다.

4 용기 바닥에 설탕을 1~2cm 깐다.

5 설탕에 버무린 재료를 용기의 약 70% 선까지 담는다.

6 재료가 보이지 않을 만큼 설탕으로 덮은 뒤 밀봉하여 발효될 때까지 기다린다.

7 발효가 끝나면 거름망에 밭치고 원액만 걸러내서 숙성 용기에 담는다.

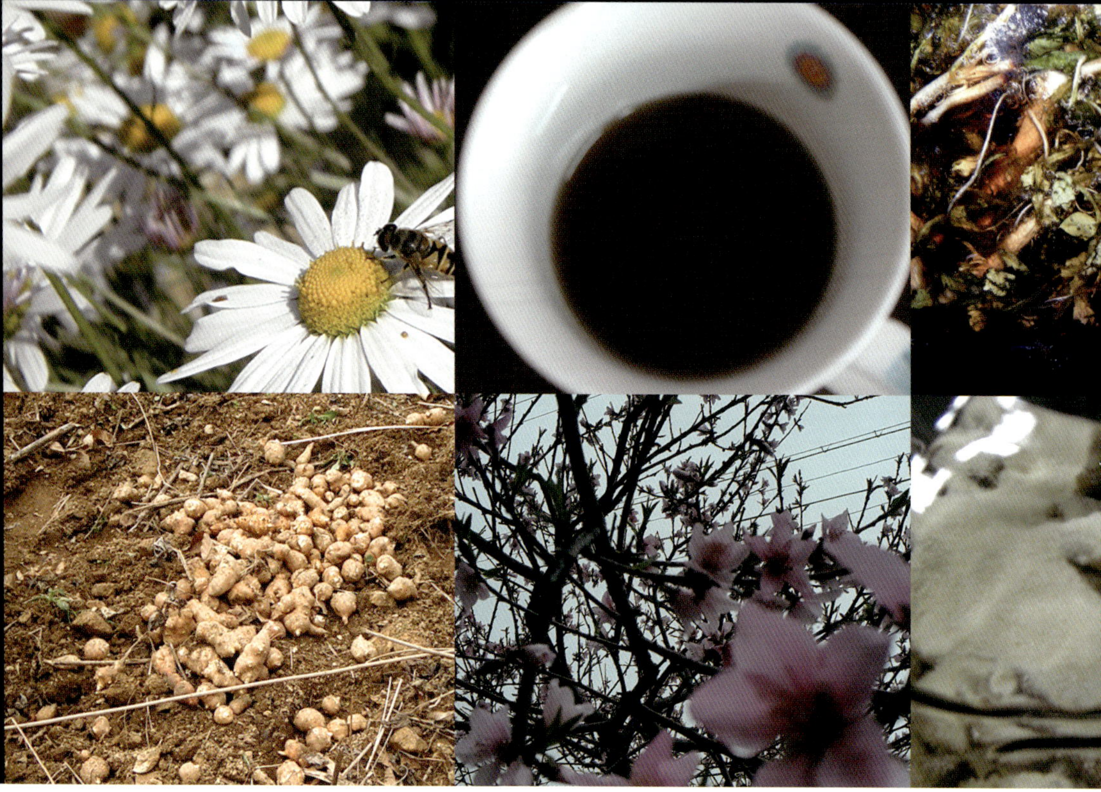

PART 4

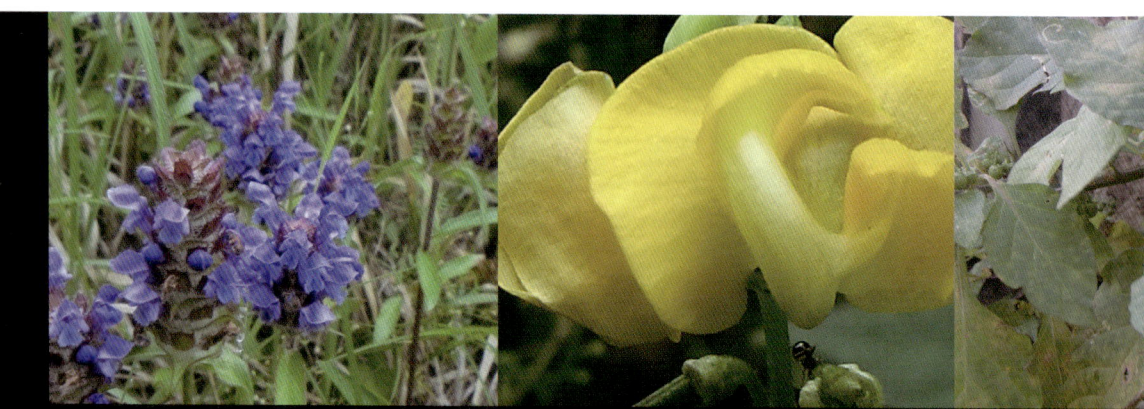

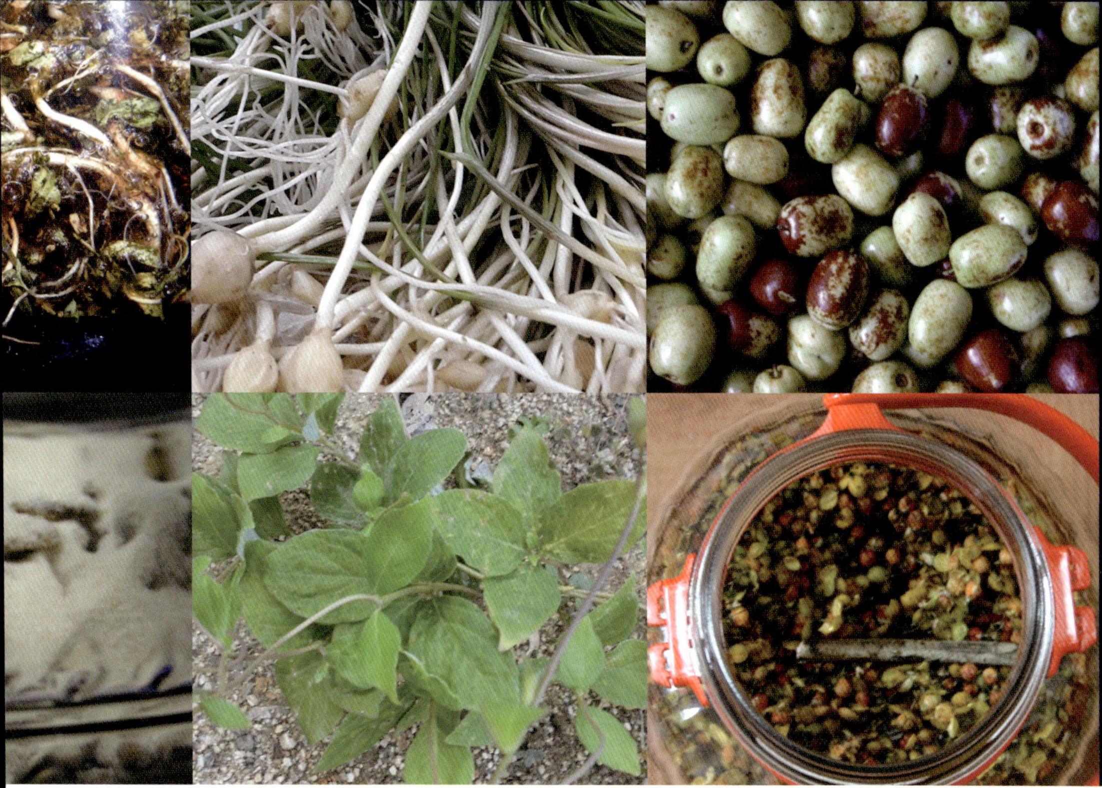

잎줄기로 담그는 효소

쇠비름 잎줄기 닭의장풀 두충 머위 명아주 미나리 쑥 어성초(약모밀)
밀나물 차즈기 비름 질경이 바위손 메밀 구기자 소루쟁이 박하

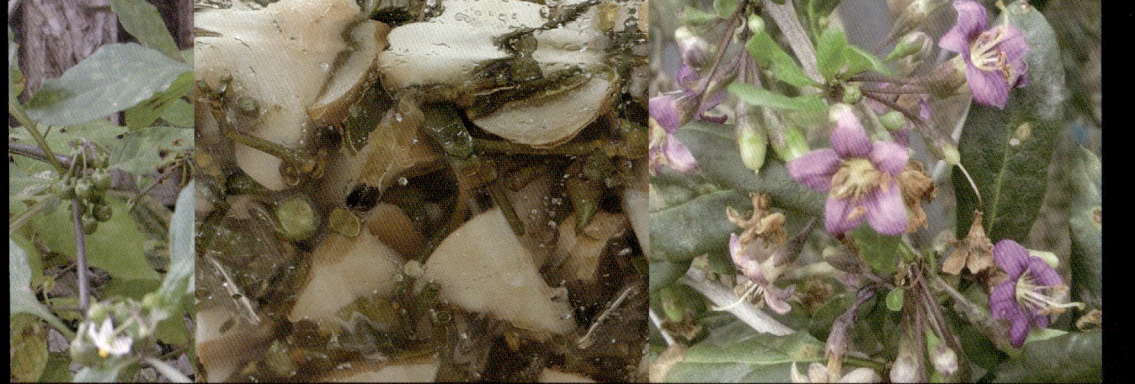

쇠비름 잎줄기

생약명으로 '장명채'라고 한다.
쇠비름과에 속하는
한해살이풀이다. 사료나
약재로 쓴다. 6~8월에
채취하여 잎과 줄기를
효소 재료로 사용할 수 있다.
효소를 담그고 발효 기간은
5~6개월을 거치고,
숙성 기간은 1년 이상이다.

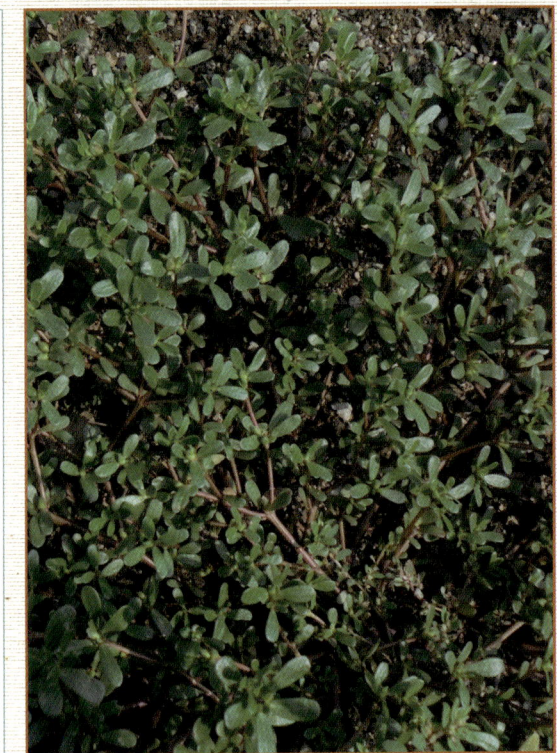

쇠비름

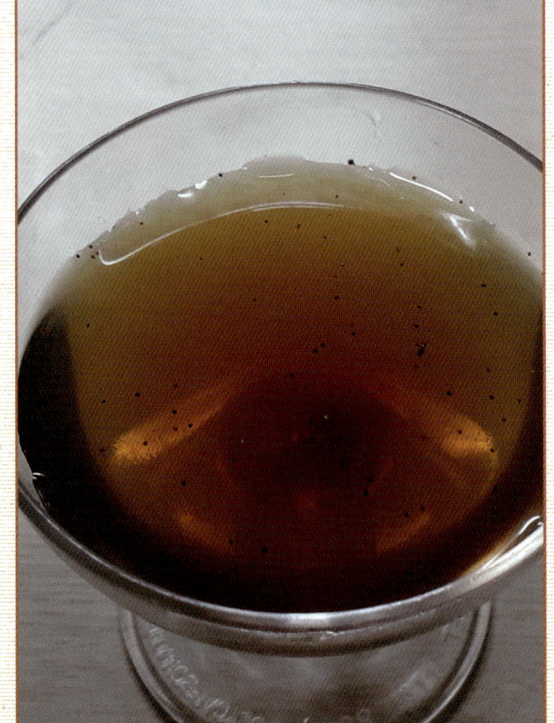

쇠비름 효소

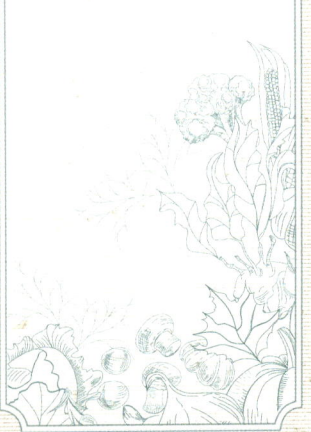

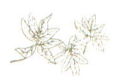

효능 해열, 이뇨 등에 효과가 있다. 오줌이 잘 나오지 않는 증세와 임질 요도염, 대하증, 임파선염, 종기, 마른버짐, 벌레에 물린 상처 등의 치료에 쓴다.

성분 잎과 줄기에 도파민, 노라드레나린 성분을 함유하고 있다.

담그기

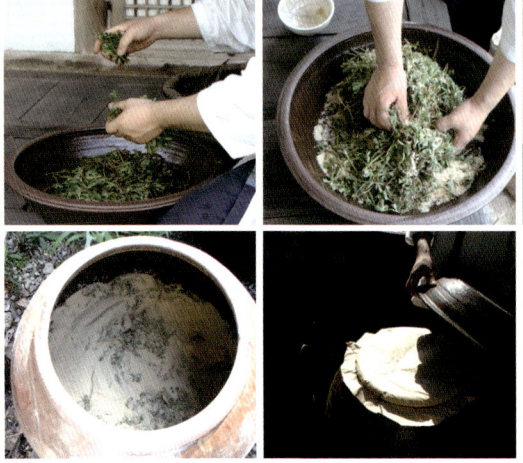
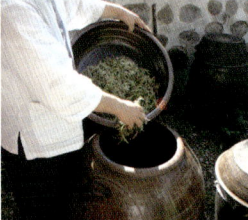
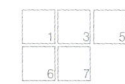

잎줄기로 담그는 효소

1 쇠비름의 잎줄기를 깨끗이 손질하여 준비한다.
2 손질한 재료를 잘게 썬다.
3 잘게 썬 재료에 설탕을 넣고 살살 버무려준다.
4 용기 바닥에 설탕을 1~2cm 깐다.
5 설탕에 버무린 재료를 용기의 약 70% 선까지 담는다.
6 재료가 보이지 않을 만큼 설탕으로 덮은 뒤 밀봉하여 발효될 때까지 기다린다.
7 발효가 끝나면 거름망에 밭치고 원액만 걸러내서 숙성 용기에 담는다.

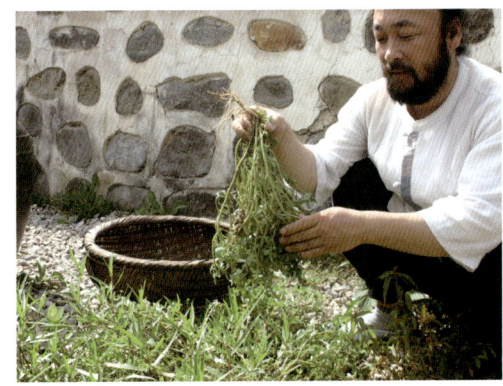

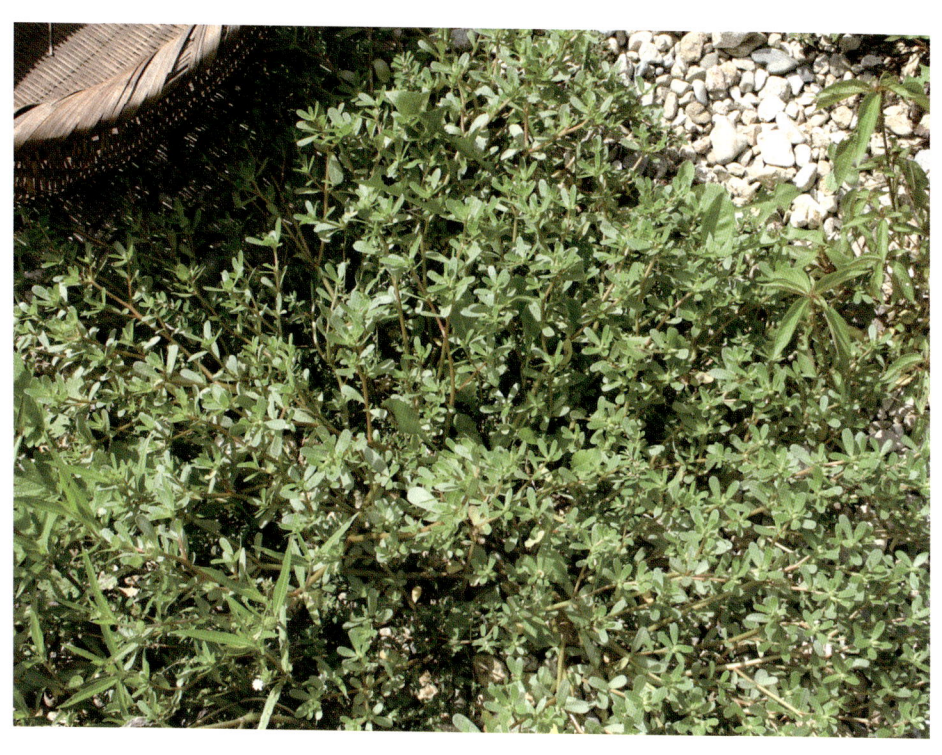

닭의장풀

방언으로 '닭개비'라고도
한다. '계거초', '계장초'라고도
한다. 닭의장풀과에 속하는
한해살이풀이다. 어린잎과
줄기는 식용하고 꽃은
염색용 색소로 사용한다.
8~9월에 채취하여 풀포기
잎과 줄기, 꽃을 효소 재료로
사용할 수 있다. 효소를 담그고
발효 기간은 6개월을 거치고,
숙성 기간은 1년 이상이다.

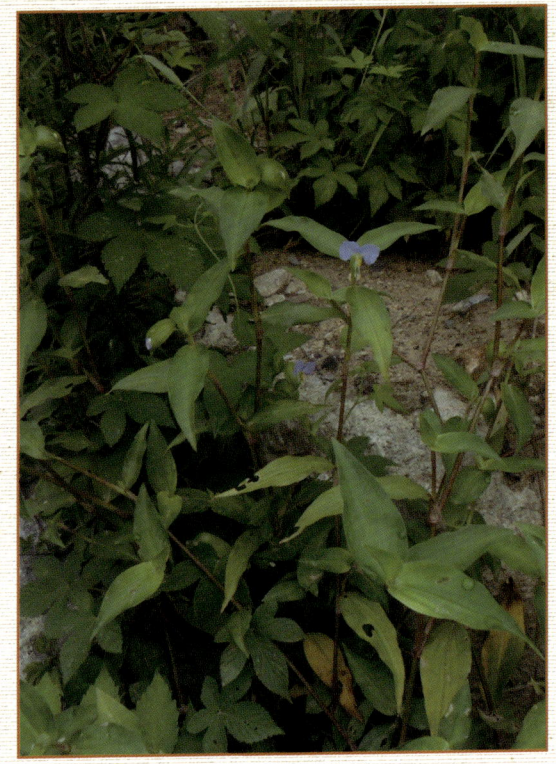

닭의장풀

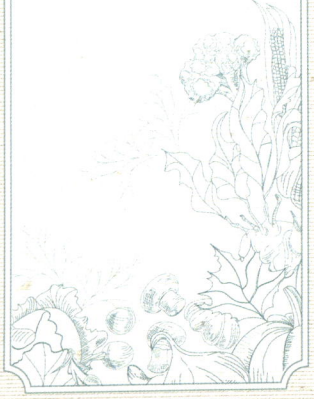

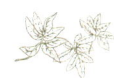

효능 해열, 해독, 이뇨, 소종 등에 효과가 있다. 감기로 인한 열, 간염, 황달, 오줌이 잘 나오지 않는 증세, 당뇨병 등의 치료에 쓴다.

성분 많은 점액을 함유하고 있으며, 주성분으로 플라보노이드인 아오바닌을 함유하고 있다.

담그기
1 닭의장풀의 잎줄기를 깨끗이 손질하여 준비한다.
2 손질한 재료를 잘게 썬다.
3 잘게 썬 재료에 황설탕을 넣고 살살 버무려준다.
4 용기 바닥에 설탕을 1~2cm 깐다.
5 설탕에 버무린 재료를 용기의 약 70% 선까지 담는다.
6 재료가 보이지 않을 만큼 설탕으로 덮은 뒤 밀봉하여 발효될 때까지 기다린다.
7 발효가 끝나면 거름망에 밭치고 원액만 걸러내서 숙성 용기에 담는다.

두충

두충과에 속하는 낙엽 교목이다. 나무껍질, 열매를 자르면 하얀 고무질이 나온다. 마른껍질, 잎 열매는 약재로 쓴다. 5~6월에 채취하여 잎을 효소 재료로 사용할 수 있다. 효소를 담그고 발효 기간은 4~5개월을 거치고, 숙성 기간은 1년 이상이다.

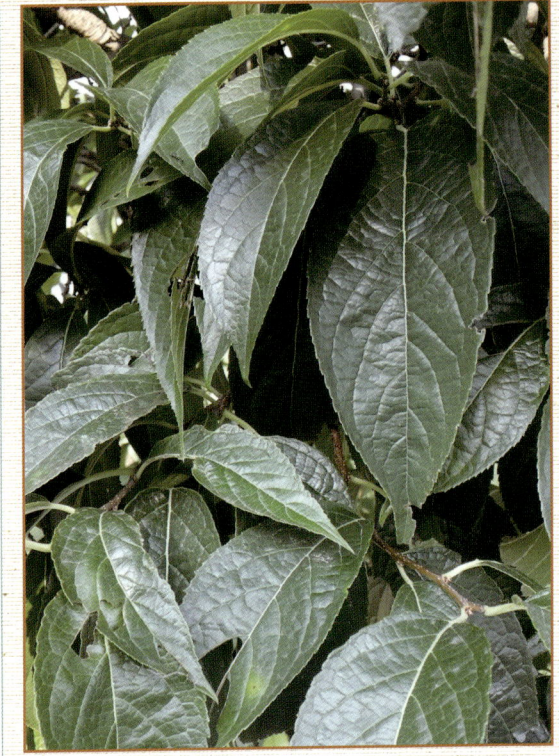

두충

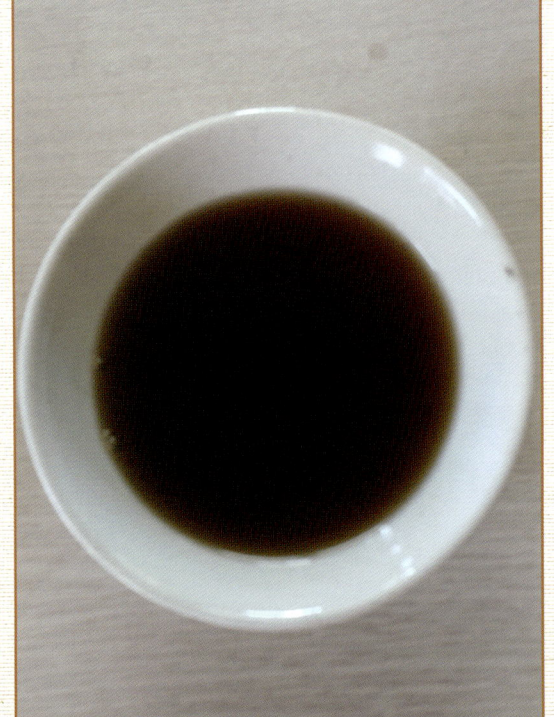

두충 효소

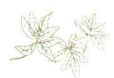

효능
혈압 강하 작용이 있다. 특히 나무껍질은 보간신補肝腎, 강근골, 안태작용安胎作用, 신허요통, 임신누출, 근골무력, 익정기, 강지, 허리와 무릎통증, 유산 방지, 강장약, 요통, 관절통, 관절염, 건근골, 하지위약, 진정, 진통, 소변불리 등에 효과가 있다.

성분
잎에 클로로겐산, 카페산, 아우쿠빈, 고무질, 유기산 등을 함유하고 있다.

담그기
1 두충 잎을 깨끗이 손질하여 준비한다.
2 손질한 재료를 잘게 썬다.
3 잘게 썬 재료에 황설탕을 넣고 살살 버무려준다.
4 용기 바닥에 설탕을 1~2cm 깐다.
5 설탕에 버무린 재료를 용기의 약 70% 선까지 담는다.
6 재료가 보이지 않을 만큼 설탕으로 덮은 뒤 밀봉하여 발효될 때까지 기다린다.
7 발효가 끝나면 거름망에 밭치고 원액만 걸러내서 숙성 용기에 담는다.

머위

'관동'이라고도 한다. 국화과에 속하는 여러해살이풀이다. 잎은 식용한다. 4~6월에 채취하여 잎과 줄기를 효소 재료로 사용할 수 있다. 효소를 담그고 발효 기간은 약 6개월을 거치고, 숙성 기간은 1년 이상이다.

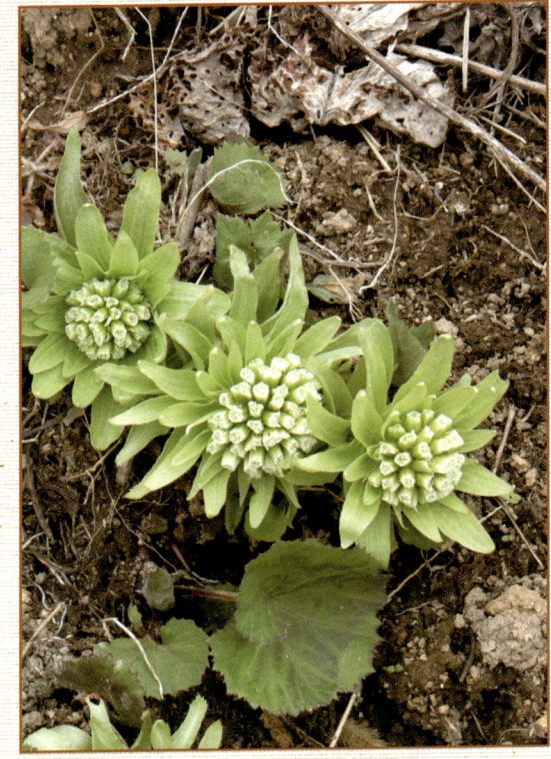

머위

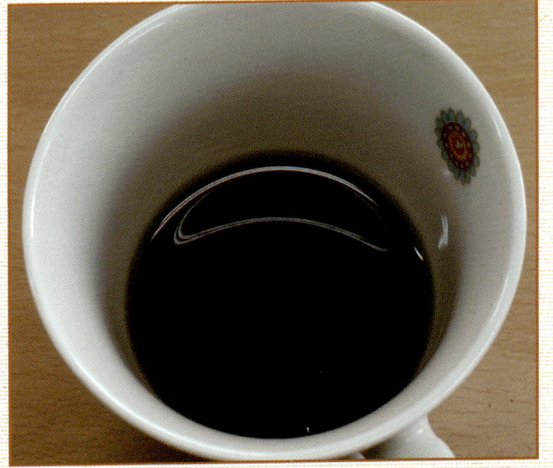

머위효소

효능 거담, 지해, 해독에 효과가 있다. 기침, 가래 끓는 증세, 인후염, 편도선염, 기관지염 등의 치료약으로 쓴다. 그 밖에 종기와 뱀, 벌레에 물린 상처의 치료에도 쓴다.

성분 크산신, 콜린, 베타-사이토스테롤, 안겔리카산, 발레리아닌산 등을 함유하고 있다.

담그기

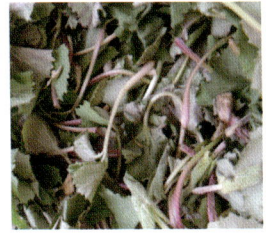
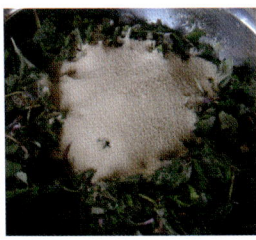
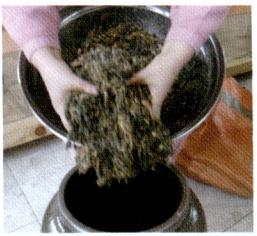

| 1 | 3 | 5 |

1 머위의 잎줄기를 깨끗이 손질하여 준비한다.

2 손질한 재료를 잘게 썬다.

3 잘게 썬 재료에 설탕을 넣고 살살 버무려준다.

4 용기 바닥에 설탕을 1~2cm 깐다.

5 설탕에 버무린 재료를 용기의 약 70% 선까지 담는다.

6 재료가 보이지 않을 만큼 설탕으로 덮은 뒤 밀봉하여 발효될 때까지 기다린다.

7 발효가 끝나면 거름망에 밭치고 원액만 걸러내서 숙성 용기에 담는다.

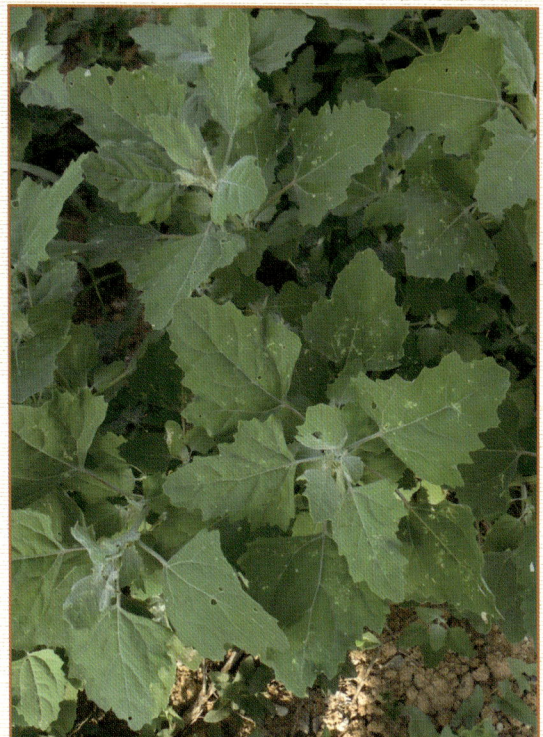

명아주

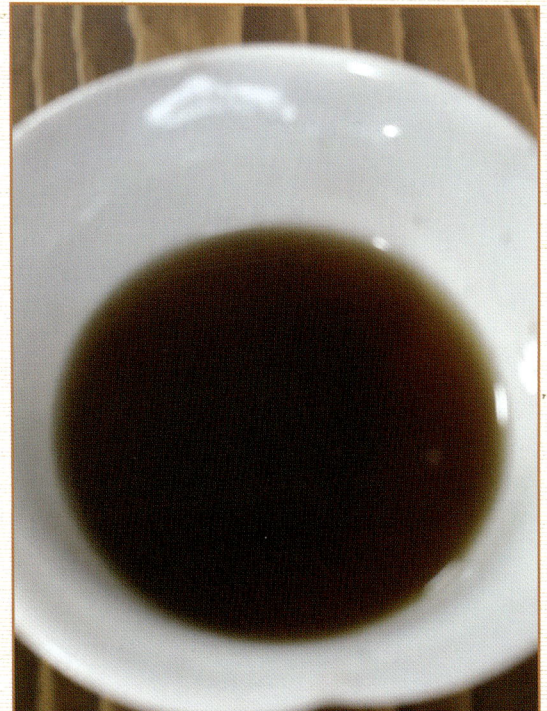

명아주 효소

명아주

'학향초'라고도 한다. 명아줏과에 속하는 한해살이풀이다. 어린잎과 씨는 식용한다. 5~6월에 채취하여 잎과 줄기를 효소 재료로 사용할 수 있다. 효소를 담그고 발효 기간은 약 6개월을 거치고, 숙성 기간은 1년 이상이다.

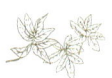

효능 해열, 살균, 해독 등에 효과가 있다. 대장염, 장염, 설사, 이질 등과 기타 벌레에 물린 상처의 치료약으로 쓴다.

성분 정유와 함께 로이신, 베타인, 등의 아미노산과 파라콜레스테린을 함유하고 있다.

담그기
1 명아주의 잎줄기를 깨끗이 손질하여 준비한다.
2 손질한 재료를 잘게 썬다.
3 잘게 썬 재료에 황설탕을 넣고 살살 버무려준다.
4 용기 바닥에 설탕을 1~2cm 깐다.
5 설탕에 버무린 재료를 용기의 약 70% 선까지 담는다.
6 재료가 보이지 않을 만큼 설탕으로 덮은 뒤 밀봉하여 발효될 때까지 기다린다.
7 발효가 끝나면 거름망에 밭치고 원액만 걸러내서 숙성 용기에 담는다.

미나리

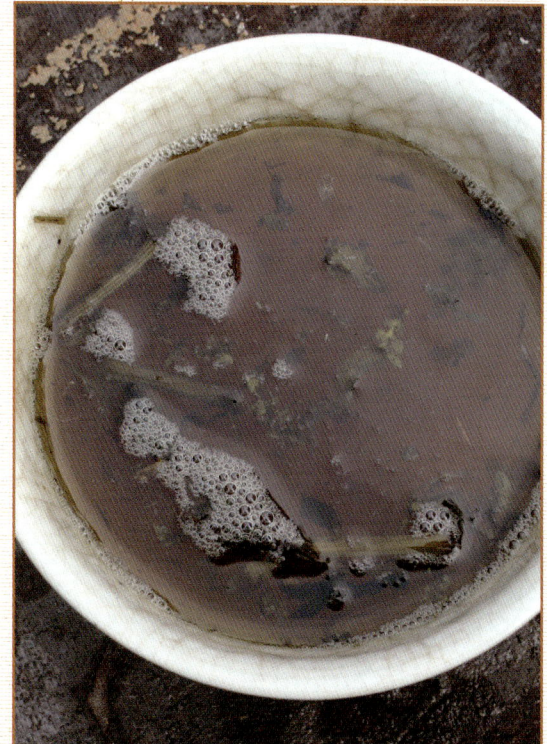

미나리 효소

미나리

생약명으로 '수근', '근채'라고 한다. 산형과에 속하는 여러해살이풀이다. 잎과 줄기는 식용한다. 4~7월에 채취하여 잎과 줄기를 효소 재료로 사용할 수 있다. 효소를 담그고 발효 기간은 3~4개월을 거치고, 숙성 기간은 1년 이상이다.

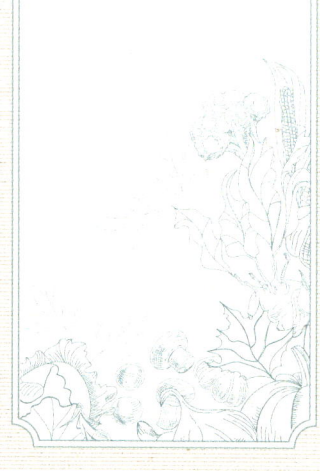

효능 강장, 이뇨, 해열에 효과가 있다. 고혈압과 유행성 이하선염에도 효과가 있다고 알려져 있다.

성분 정유를 함유하고 있으며 주성분은 이소-람네틴과 페르시카린이다.

담그기

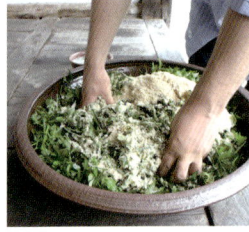 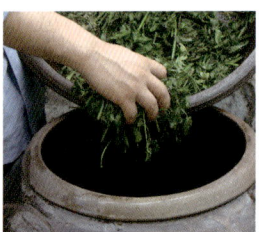 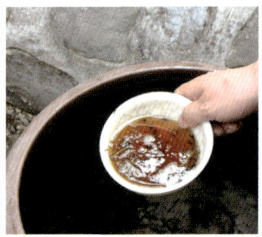

1 미나리의 잎줄기를 깨끗이 씻어서 물기를 제거한다.
2 손질한 재료를 잘게 썬다.
3 잘게 썬 재료에 설탕을 넣고 살살 버무려준다.
4 용기 바닥에 설탕을 1~2cm 깐다.

5 설탕에 버무린 재료를 용기의 약 70% 선까지 담는다.

6 재료가 보이지 않을 만큼 설탕으로 덮은 뒤 밀봉하여 발효될 때까지 기다린다.

7 발효가 끝나면 거름망에 받치고 원액만 걸러내서 숙성 용기에 담는다.

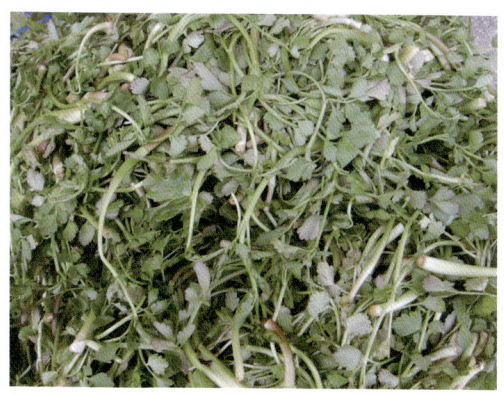

쑥

'애초', '다북쑥'이라고도 한다.
국화과에 속하는
여러해살이풀이다. 어린잎은
식용하고 줄기와 잎자루는
약재로 쓴다. 5월 5일 전후에
채취하여 잎과 줄기를
효소 재료로 사용할 수 있다.
효소를 담그고 발효 기간은
3~4개월을 거치고,
숙성 기간은 1년 이상이다.

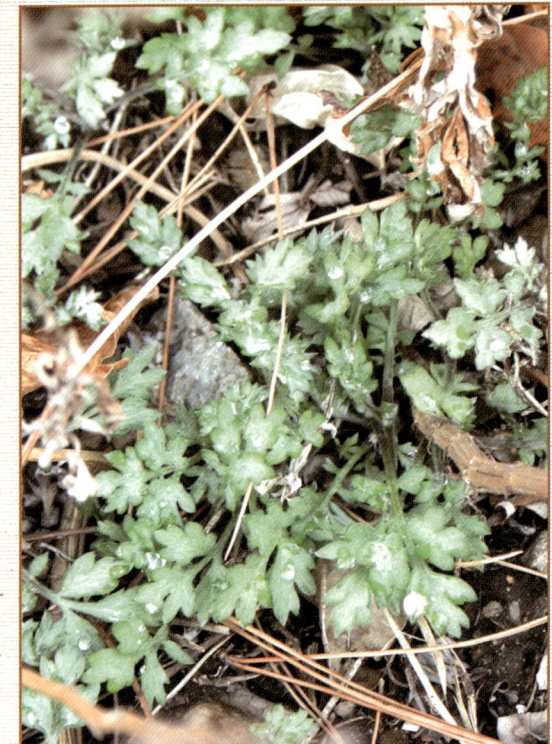

쑥

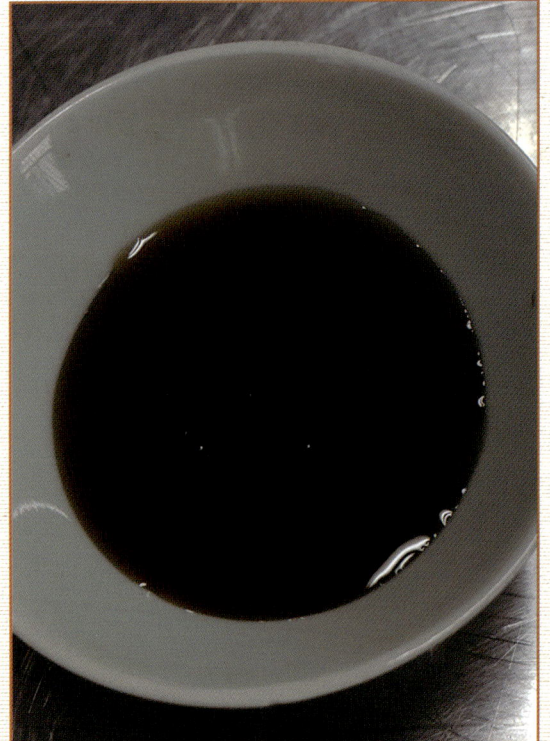

쑥 효소

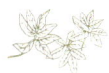

 지혈, 이담, 해열, 진통, 거담 등에 효과가 있다. 월경불순, 월경과다, 대하증, 혈변, 감기, 복통, 소화불량, 천식, 기관지염, 만성 간염, 설사 등의 치료에 쓴다. 옴이나 습진을 다스리는 약으로도 쓰인다.

성분 시네올, 콜린, 유칼리프톨, 아데닌, 모노기닌, 아르테미신 등을 함유하고 있다.

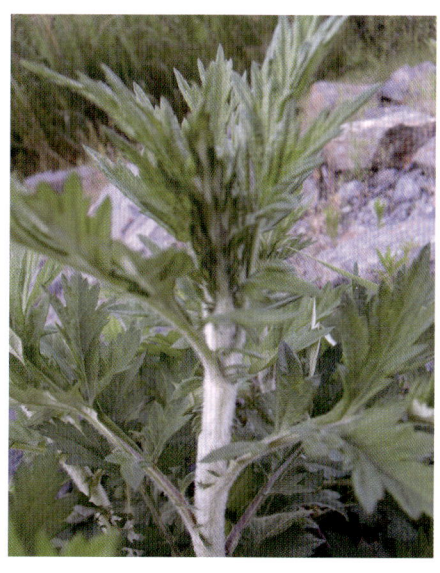

잎줄기로 담그는 효소

담그기

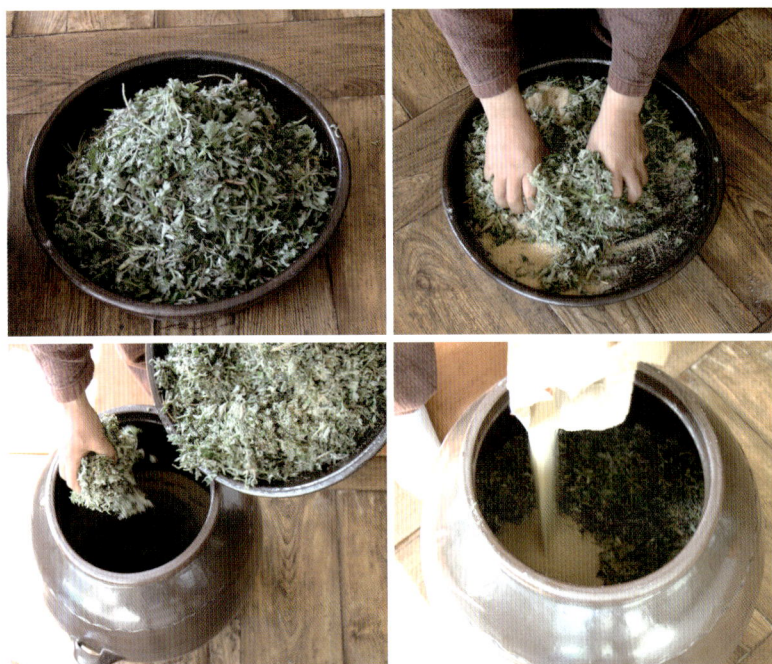

1. 쑥의 잎줄기를 잘 손질한다.
2. 손질한 재료를 잘게 썬다.
3. 잘게 썬 재료에 설탕을 넣고 살살 버무려준다.
4. 용기 바닥에 설탕을 1~2cm 깐다.
5. 설탕에 버무린 재료를 용기의 약 70% 선까지 담는다.
6. 재료가 보이지 않을 만큼 설탕으로 덮은 뒤 밀봉하여 발효될 때까지 기다린다.
7. 발효가 끝나면 거름망에 받치고 원액만 걸러내서 숙성 용기에 담는다.

어성초

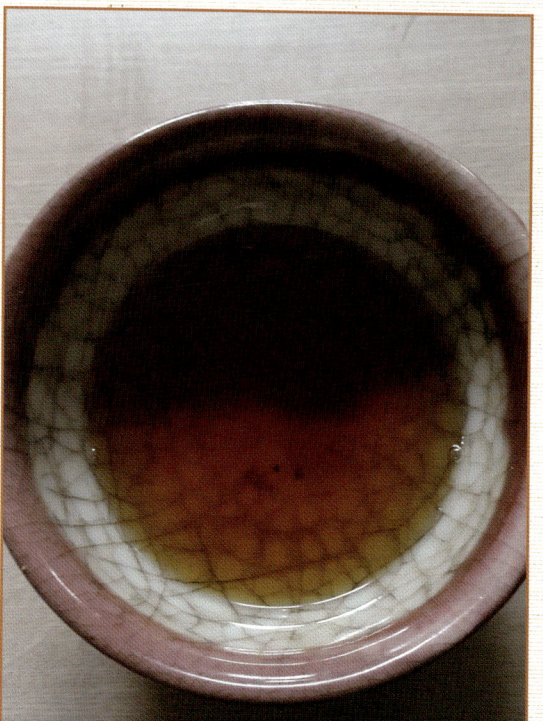

어성초(약모밀)

정식 명칭은 '약모밀'이라고
한다. 삼백초과에 속하는
여러해살이풀이다.
풀포기 전체를 약재로 쓴다.
6~7월에 채취하여 잎과
줄기를 효소 재료로
사용할 수 있다. 효소를
담그고 발효 기간은
5~6개월을 거치고,
숙성 기간은 1년 이상이다.

어성초 효소

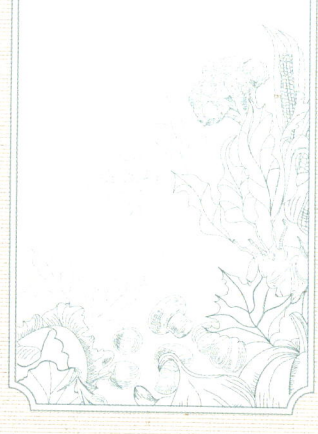

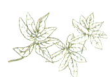

효능 해열, 소염, 해독, 소종 등에 효과가 있다. 폐렴, 기관지염, 인후염, 이질, 수종, 대하증, 자궁염, 치질, 습진, 종기 등의 치료에 쓴다.

담그기

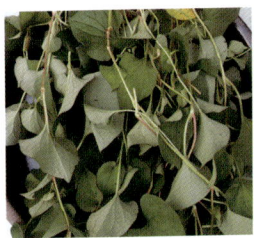 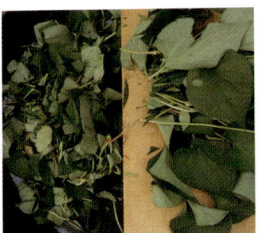 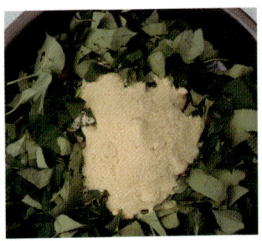

| 1 | 3 | 6 |

1 어성초의 잎줄기를 손질하여 준비한다.
2 손질한 재료를 잘게 썬다.
3 잘게 썬 재료에 설탕을 넣고 살살 버무려준다.
4 용기 바닥에 설탕을 1~2cm 깐다.
5 설탕에 버무린 재료를 용기의 약 70% 선까지 담는다.
6 재료가 보이지 않을 만큼 설탕으로 덮은 뒤 밀봉하여 발효될 때까지 기다린다.
7 발효가 끝나면 거름망에 밭치고 원액만 걸러내서 숙성 용기에 담는다.

밀나물

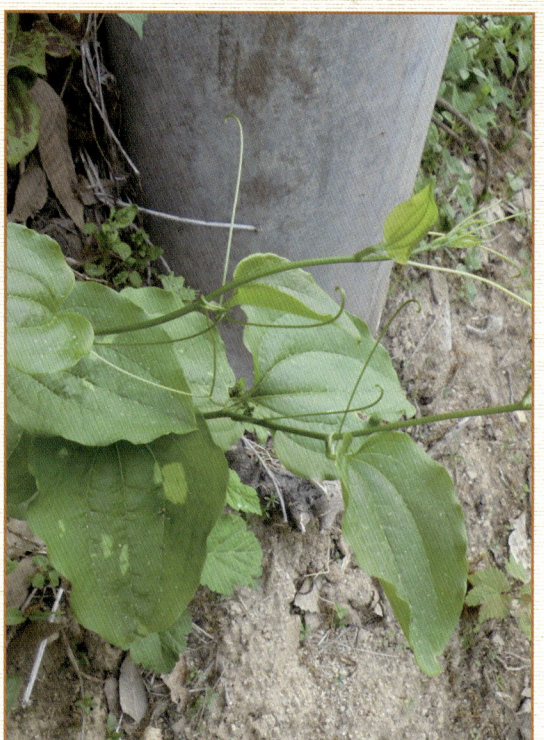

밀나물

백합과에 속하는 여러해살이
덩굴풀이다. 5~6월에
채취하여 순과 잎을 효소
재료로 사용할 수 있다.
효소를 담그고 발효 기간은
5~6개월을 거치고,
숙성 기간은 1년 이상이다.

밀나물 효소

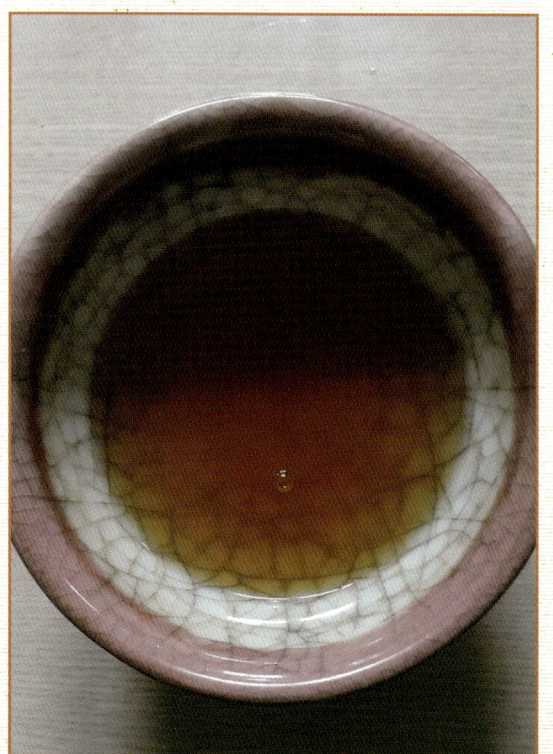

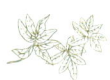

효능 노화를 방지하고 근육을 풀어주고, 혈액 순환을 원활하게 하며 강장 효과도 있다. 근골의 통증과 풍습성의 사지 마비와 결핵성 골수염, 두통, 현기증 등의 치료에 도움이 된다. 타박상 치료에도 쓰인다.

담그기

1 밀나물의 순과 잎을 깨끗이 손질하여 준비한다.
2 손질한 재료를 잘게 썬다.
3 잘게 썬 재료에 설탕을 넣고 살살 버무려준다.
4 용기 바닥에 설탕을 1~2cm 깐다.
5 설탕에 버무린 재료를 용기의 약 70% 선까지 담는다.
6 재료가 보이지 않을 만큼 설탕으로 덮은 뒤 밀봉하여 발효될 때까지 기다린다.
7 발효가 끝나면 거름망에 밭치고 원액만 걸러내서 숙성 용기에 담는다.

차즈기

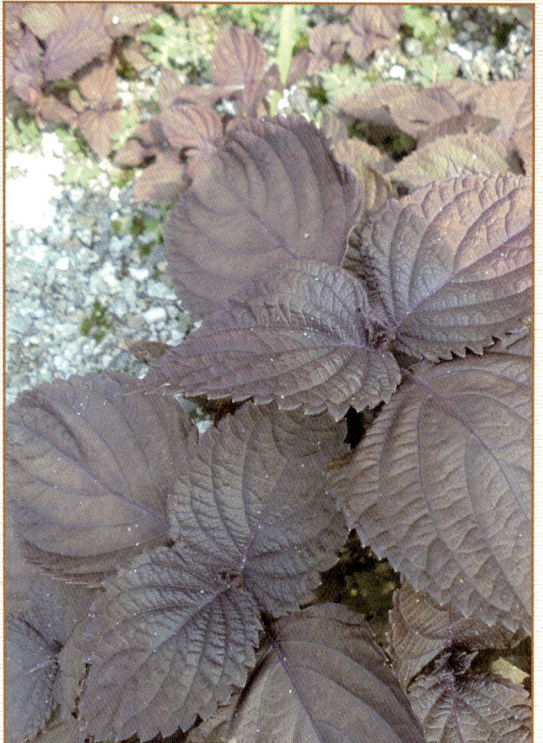

차즈기

'소엽', '차조기', '적소'라고도 한다. 꿀풀과에 속하는 한해살이풀이다. 어린잎과 씨는 식용하고 잎과 줄기는 약재로 쓴다. 8~9월에 채취하여 잎과 줄기를 효소 재료로 사용할 수 있다. 효소를 담그고 발효 기간은 5~6개월을 거치고, 숙성 기간은 1년 이상이다.

차즈기 효소

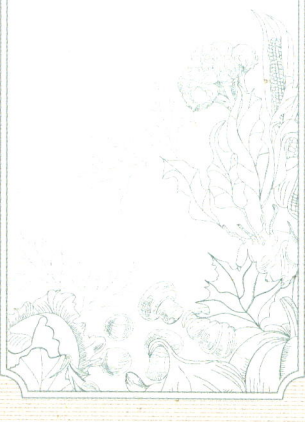

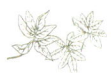

효능 잎은 해열, 거담, 건위, 해독, 발한 안태 등에 효과가 있다. 소화불량, 생선에 의한 중독, 태동 불안 등의 치료에 쓴다. 씨는 거담에 효과가 있고 폐와 장에 이로운 작용을 하는데 기침, 천식, 호흡곤란, 변비 등에 쓰인다.

성분 페릴알데히드, 리모넨, 시아닌, 페릴라케톤, 에르솔지아케톤 등을 함유하고 있다.

담그기
1. 차즈기의 잎줄기를 깨끗이 손질하여 준비한다.
2. 손질한 재료를 잘게 썬다.
3. 잘게 썬 재료에 설탕을 넣고 살살 버무려준다.
4. 용기 바닥에 설탕을 2~3cm 깐다.
5. 설탕에 버무린 재료를 용기의 약 70% 선까지 담는다.
6. 재료가 보이지 않을 만큼 설탕으로 덮은 뒤 밀봉하여 발효될 때까지 기다린다.
7. 발효가 끝나면 거름망에 받치고 원액만 걸러내서 숙성 용기에 담는다.

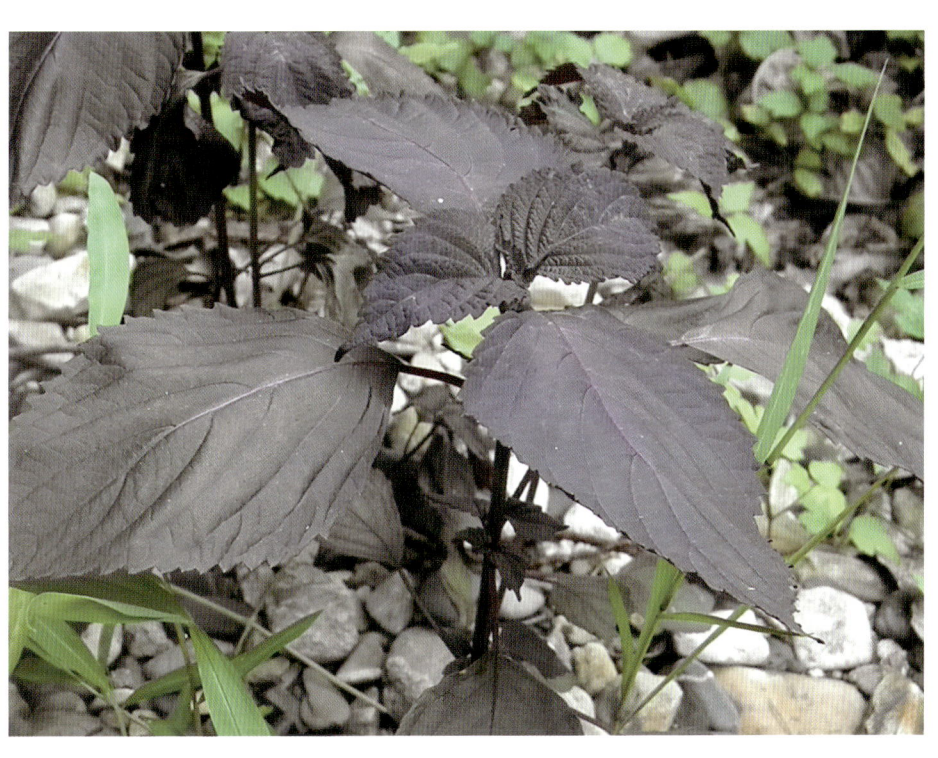

비름

비름과의 한해살이풀이다.
어린잎은 식용한다. 6~7월에
잎과 줄기를 채취하여 효소
재료로 사용할 수 있다. 효소를
담그고 발효 기간은
4~5개월을 거치고,
숙성 기간은 1년 이상이다.

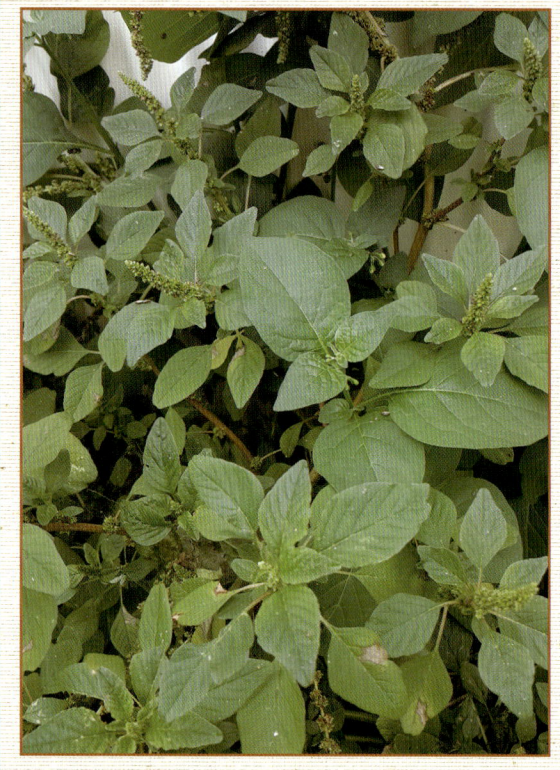

비름

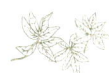

효능 민간에서 설사를 멈추는 작용이 있다고 알려져 있다.

성분 잎과 줄기에 초산칼리를 함유하고 있다.

담그기

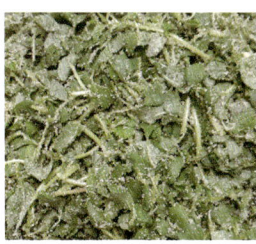 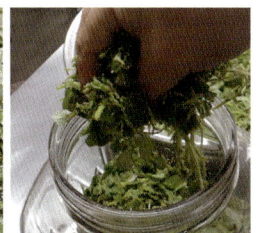

1 비름의 잎줄기를 깨끗이 손질하여 준비한다.
2 손질한 재료를 잘게 썬다.
3 잘게 썬 재료에 설탕을 넣고 살살 버무려준다.
4 용기 바닥에 설탕을 약 1cm 깐다.
5 설탕에 버무린 재료를 용기의 약 70% 선까지 담는다.
6 재료가 보이지 않을 만큼 설탕으로 덮은 뒤 밀봉하여 발효될 때까지 기다린다.
7 발효가 끝나면 거름망에 밭치고 원액만 걸러내서 숙성 용기에 담는다.

질경이

'차전초', '부이'라고도 한다. 씨는 생약명으로 '차전자'라고 한다. 질경잇과에 속하는 여러해살이풀이다. 6~7월에 채취하여 잎과 줄기를 효소 재료로 사용할 수 있다. 효소를 담그고 발효 기간은 5~6개월을 거치고, 숙성 기간은 1년 이상이다.

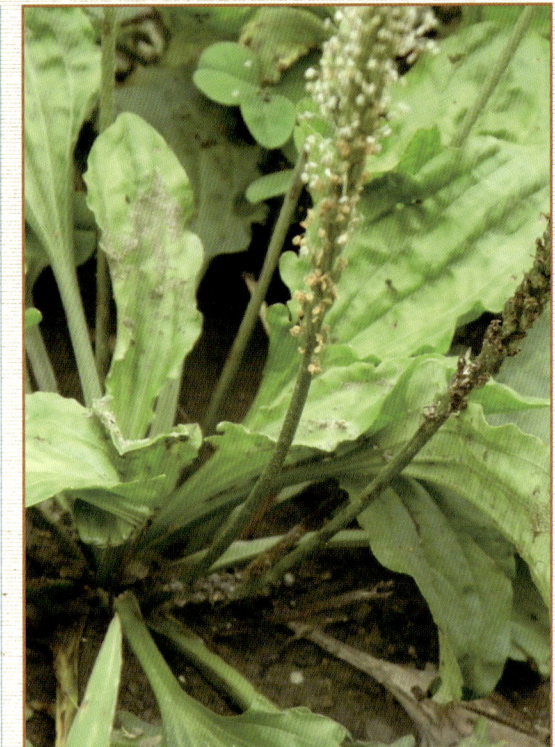

질경이

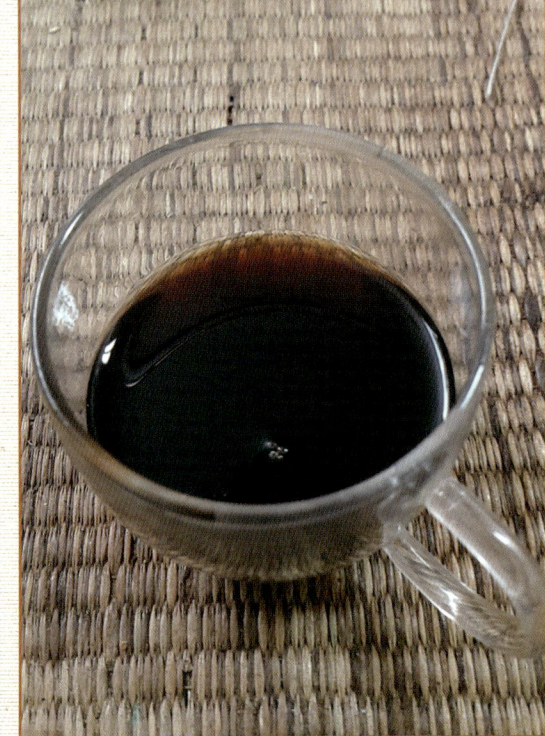

질경이 효소

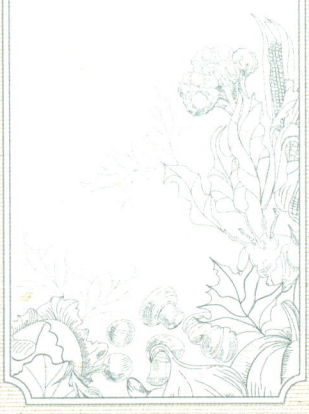

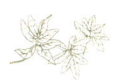

효능 천식, 각기, 관절통, 눈충혈, 위장병, 부인병, 산후복통, 심장병, 신경쇠약, 두통, 뇌질환, 축농증, 금창金瘡, 종독腫毒 등 다양한 증상에 효과가 있다. 잎과 씨는 모두 이뇨, 해열, 거담, 진해의 효능을 가지고 있다.

성분 플란타기닌, 아우쿠빈 등을 함유하고 있다.

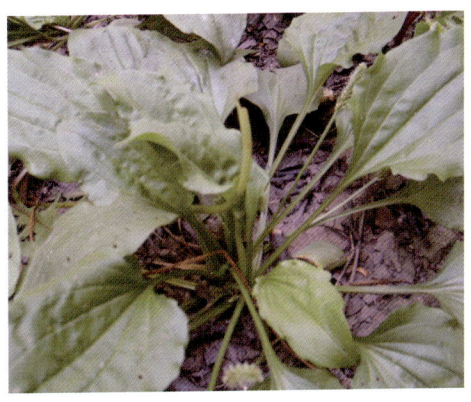

담그기

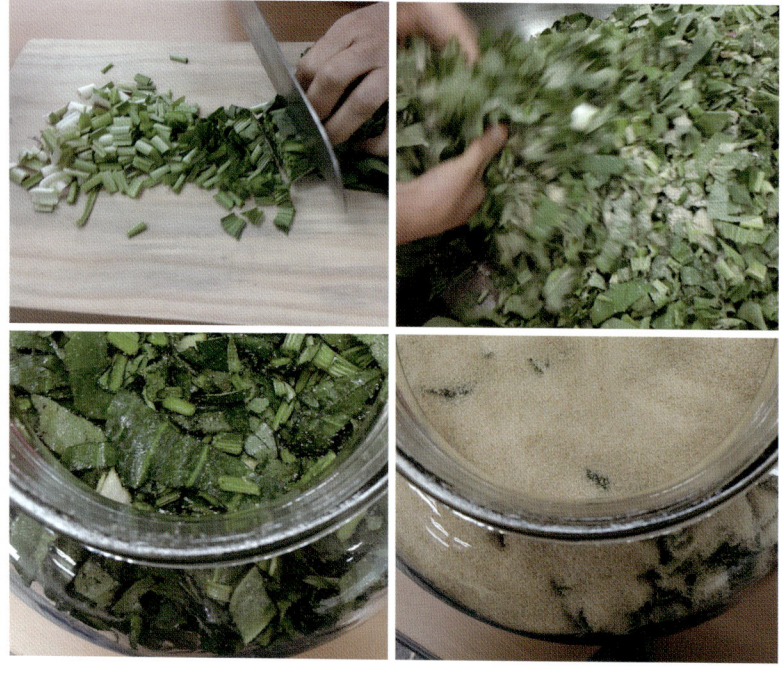

1 질경이 잎줄기를 깨끗이 손질하여 준비한다.
2 손질한 재료를 잘게 썬다.
3 잘게 썬 재료에 설탕을 넣고 살살 버무려준다.
4 용기 바닥에 설탕을 1~2cm 깐다.
5 설탕에 버무린 재료를 용기의 약 70% 선까지 담는다.
6 재료가 보이지 않을 만큼 설탕으로 덮은 뒤 밀봉하여 발효될 때까지 기다린다.
7 발효가 끝나면 거름망에 밭치고 원액만 걸러내서 숙성 용기에 담는다.

바위손

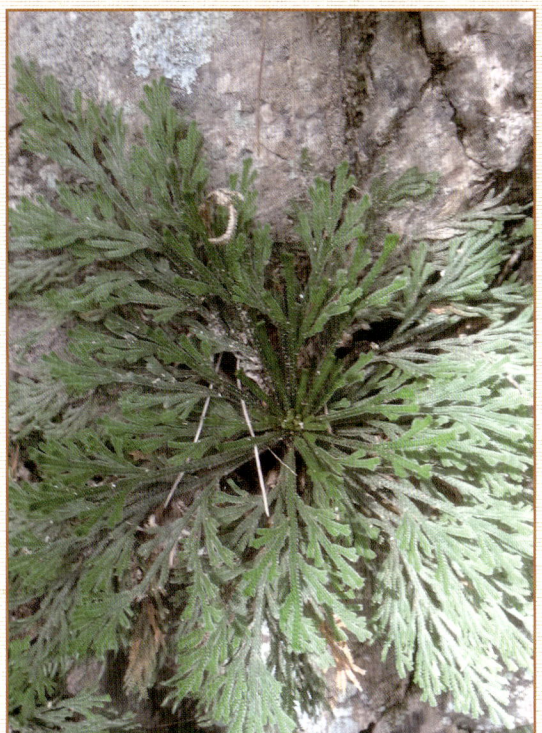

바위손

부처손과에 속하는
여러해살이풀이다.
5~7월에 채취하여 잎을
효소 재료로 사용할 수 있다.
효소를 담그고 발효 기간은
5~6개월을 거치고,
숙성 기간은 1년 이상이다.

바위손 효소

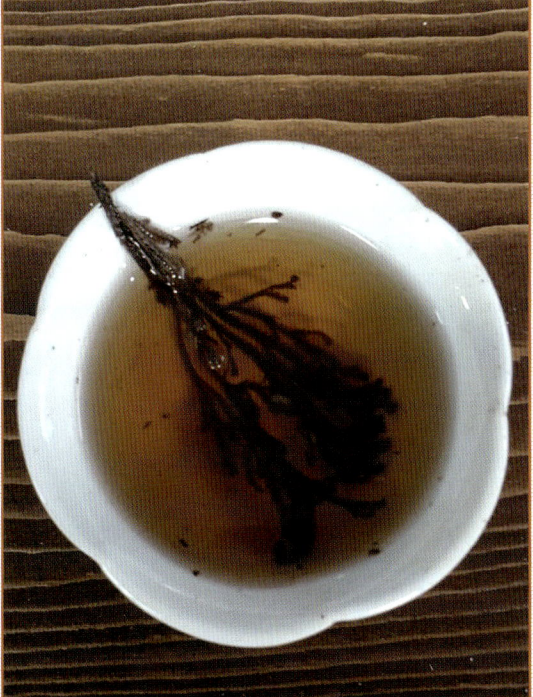

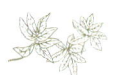

효능 피를 멈추게 하고 천식을 다스리는 한편 혈액 순환을 활발하게 해준다. 이뇨 효과도 있다. 천식 등의 각종 질병을 다스리는 약으로 쓰인다.

담그기
1 바위손 잎을 깨끗이 손질하여 준비한다.
2 손질한 재료를 잘게 썬다.
3 잘게 썬 재료에 설탕을 넣고 살살 버무려준다.
4 용기 바닥에 설탕을 1~2cm 깐다.
5 설탕에 버무린 재료를 용기의 약 70% 선까지 담는다.
6 재료가 보이지 않을 만큼 설탕으로 덮은 뒤 밀봉하여 발효될 때까지 기다린다.
7 발효가 끝나면 거름망에 밭치고 원액만 걸러내서 숙성 용기에 담는다.

메밀

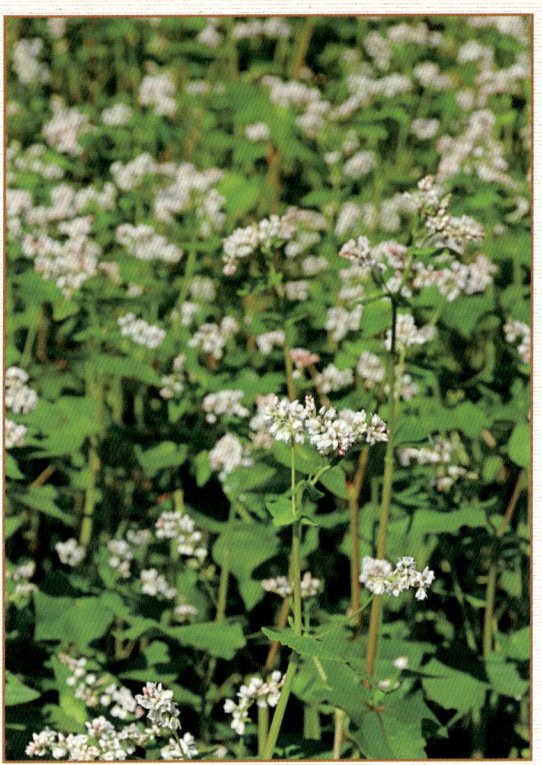

메밀

'교맥', '목맥', '오맥'이라고도 한다. 마디풀과에 속하는 한해살이풀이다. 곡물로 밭에 심기도 하고 논에 심기도 한다. 10월에 채취하여 잎줄기를 열매 효소 재료로 사용할 수 있다. 효소를 담그고 발효 기간은 5~6개월을 거치고, 숙성 기간은 1년 이상이다.

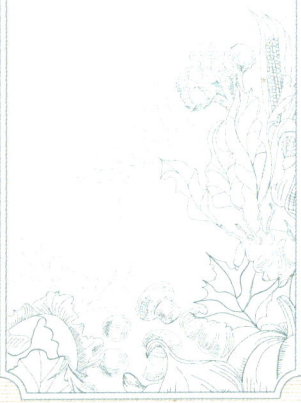

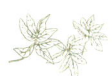

효능 동맥경화를 막아주며 자양, 강장 등의 효과가 있다. 체한 것을 내리게 해주며 완화 작용도 한다. 타박상에 술로 개어서 바르면 멍이 풀린다.

성분 파고피린, 퀘르세틴, 루틴 등을 함유하고 있다.
루틴은 혈관 강화 작용을 한다.

담그기
1 메밀의 잎줄기를 깨끗이 손질하여 준비한다.
2 재료에 설탕을 넣고 살살 버무려준다.
3 용기 바닥에 설탕을 1~2cm 깐다.
4 설탕에 버무린 재료를 용기의 약 70% 선까지 담는다.
5 재료가 보이지 않을 만큼 설탕으로 덮은 뒤 밀봉하여 발효될 때까지 기다린다.
6 발효가 끝나면 거름망에 밭치고 원액만 걸러내서 숙성 용기에 담는다.

구기자

구기자

구기자 열매

구기자

구기자나무의 열매를
'구기자'라고 한다.
구기자나무는 가짓과에
속하는 낙엽 활엽 관목이다.
어린잎은 식용하고 열매는
약재로 쓰고, 관상용으로
재배한다. 9~10월에
채취하여 열매와 순을
효소 재료로 사용할 수 있다.
효소를 담그고 발효 기간은
약 4개월을 거치고,
숙성 기간은 1년 이상이다.

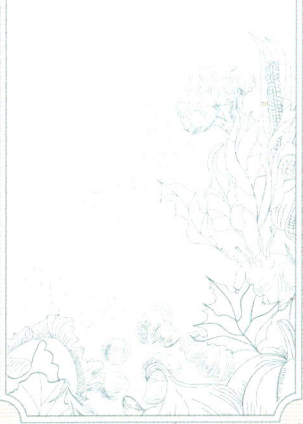

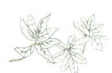

효능 강장, 보양 등의 효과가 있으며 간에 이롭다. 신체가 허약한 증세, 양기 부족, 신경 쇠약, 폐결핵, 당뇨병, 만성간염, 현기증, 시력감퇴 등의 치료에 쓴다.

성분 스코폴레틴, 베타사이토스테롤, 베타-글루코시드 등을 함유하고 있다.

담그기
1 구기자나무의 순을 깨끗이 손질하여 준비한다.
2 손질한 재료를 잘게 썬다.
3 잘게 썬 재료에 황설탕을 넣고 살살 버무려준다.
4 용기 바닥에 설탕을 1~2cm 깐다.
5 설탕에 버무린 재료를 용기의 약 70% 선까지 담는다.
6 재료가 보이지 않을 만큼 설탕으로 덮은 뒤 밀봉하여 발효될 때까지 기다린다.
7 발효가 끝나면 거름망에 밭치고 원액만 걸러내서 숙성 용기에 담는다.

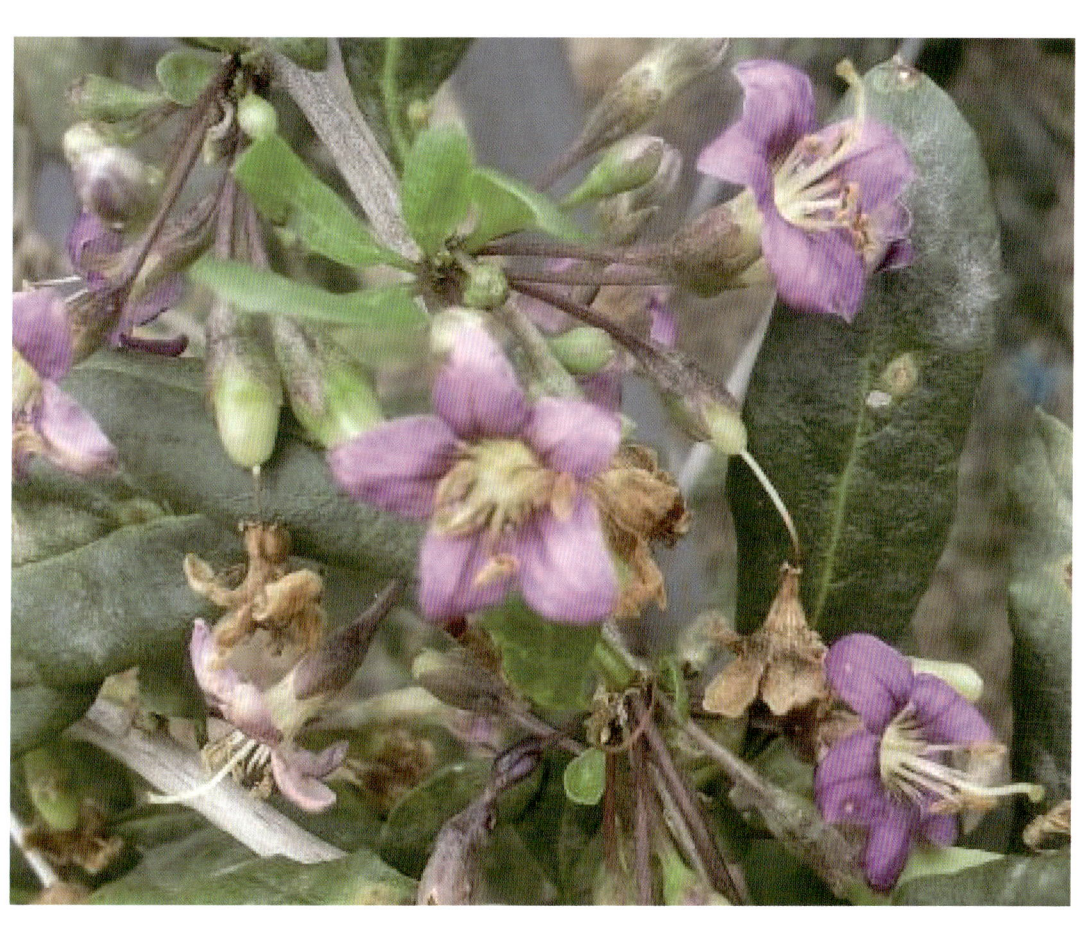

소루쟁이

생약명으로 '야대황'이라고 한다. 마디풀과에 속하는 여러해살이풀이다. 어린잎은 4~6월에 채취하고, 뿌리는 10~3월에 채취하여 효소 재료로 사용할 수 있다. 효소를 담그고 발효 기간은 5~6개월을 거치고, 숙성 기간은 1년 이상이다.

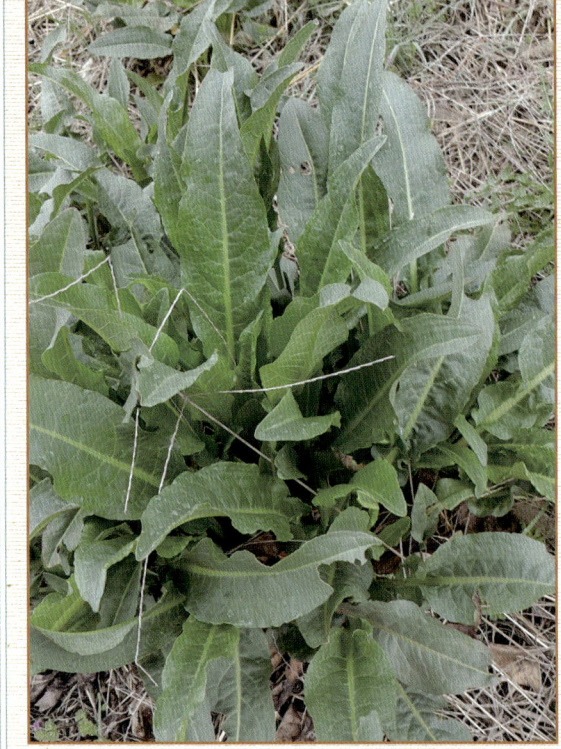

소루쟁이

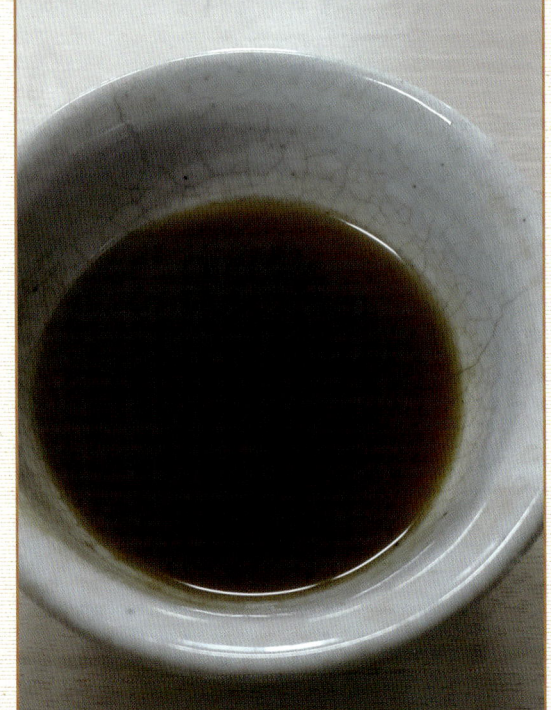

소루쟁이 효소

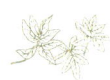

효능 이뇨, 지혈, 변통 등에 효과가 있다. 변비, 소화불량, 황달, 혈변, 자궁출혈 등의 치료에 쓰고, 옴이나 종기, 류머티, 음부 습진에도 쓴다.

성분 뿌리줄기에 안트라퀴논 유도체인 크리소라놀과 에모딘을 함유하고 있다.

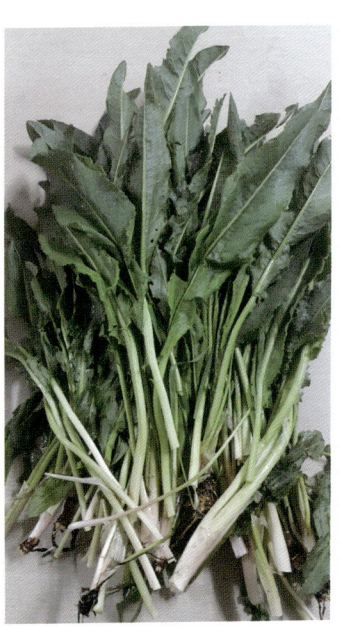

담그기

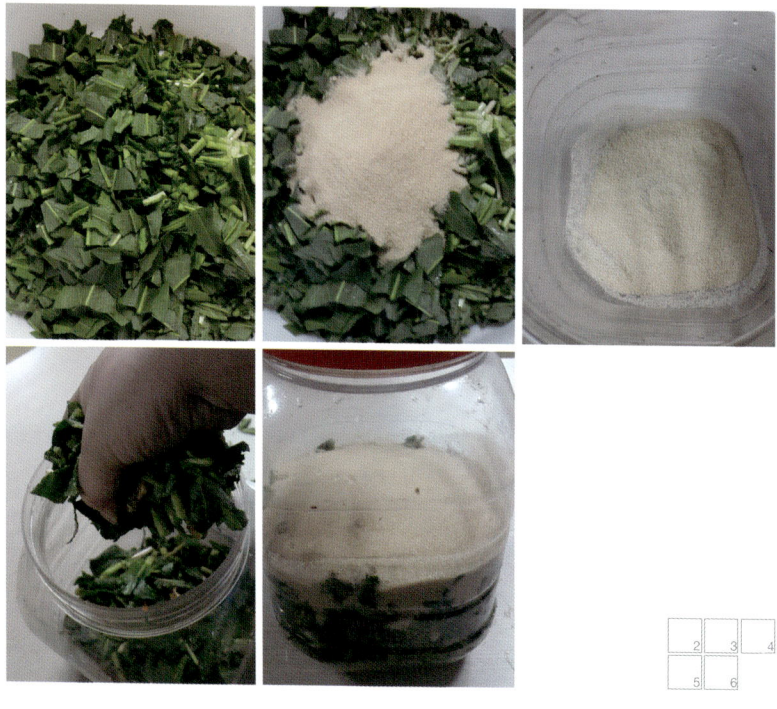

1. 소루쟁이의 잎을 깨끗이 손질하여 준비한다.
2. 손질한 재료를 잘게 썬다.
3. 잘게 썬 재료에 설탕을 넣고 살살 버무려준다.
4. 용기 바닥에 설탕을 1~2cm 깐다.
5. 설탕에 버무린 재료를 용기의 약 70% 선까지 담는다.
6. 재료가 보이지 않을 만큼 설탕으로 덮은 뒤 밀봉하여 발효될 때까지 기다린다.
7. 발효가 끝나면 거름망에 받치고 원액만 걸러내서 숙성 용기에 담는다.

박하

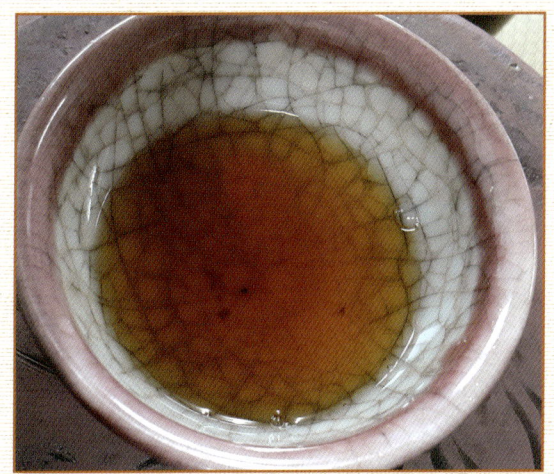

박하

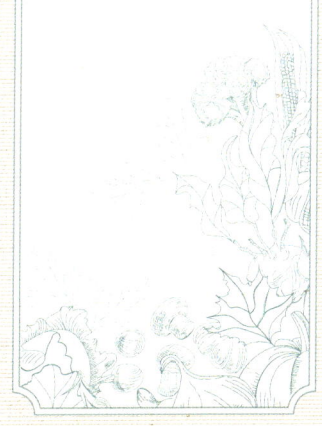

박하 효소

'민트', '박하풀', '영생', '페퍼민트'라고도 한다. 꿀풀과에 속하는 여러해살이풀이다. 잎은 향이 좋아 향신료, 음료, 사탕 등으로 식용하고, 약재로도 쓴다. 6~7월에 채취하여 잎, 꽃, 줄기를 효소 재료로 사용할 수 있다. 효소를 담그고 발효 기간은 5~6개월을 거치고, 숙성 기간은 1년 이상이다.

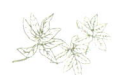

효능 풍을 몰아내고 위를 실하게 해주며 열이나 종기를 가시게 하는 작용을 한다. 그러므로 소화불량을 비롯하여 가슴과 배가 부풀어 오를 때, 감기나 목구멍이 붓고 아플 때, 누이 충련되었을 때, 부스럼이 났을 때 등의 치료에 쓴다.

성분 1% 안팎의 기름을 함유하고 있으며 주성분은 멘톨이다. 그 밖에 멘톤, 이소멘톤, 캄펜, 리모넨 등을 함유하고 있다.

담그기
1 박하의 잎을 깨끗이 손질하여 준비한다.
2 손질한 재료를 잘게 썬다.
3 잘게 썬 재료에 황설탕을 넣고 살살 버무려준다.
4 용기 바닥에 설탕을 1~2cm 깐다.
5 설탕에 버무린 재료를 용기의 약 70% 선까지 담는다.
6 재료가 보이지 않을 만큼 설탕으로 덮은 뒤 밀봉하여 발효될 때까지 기다린다.
7 발효가 끝나면 거름망에 밭치고 원액만 걸러내서 숙성 용기에 담는다.

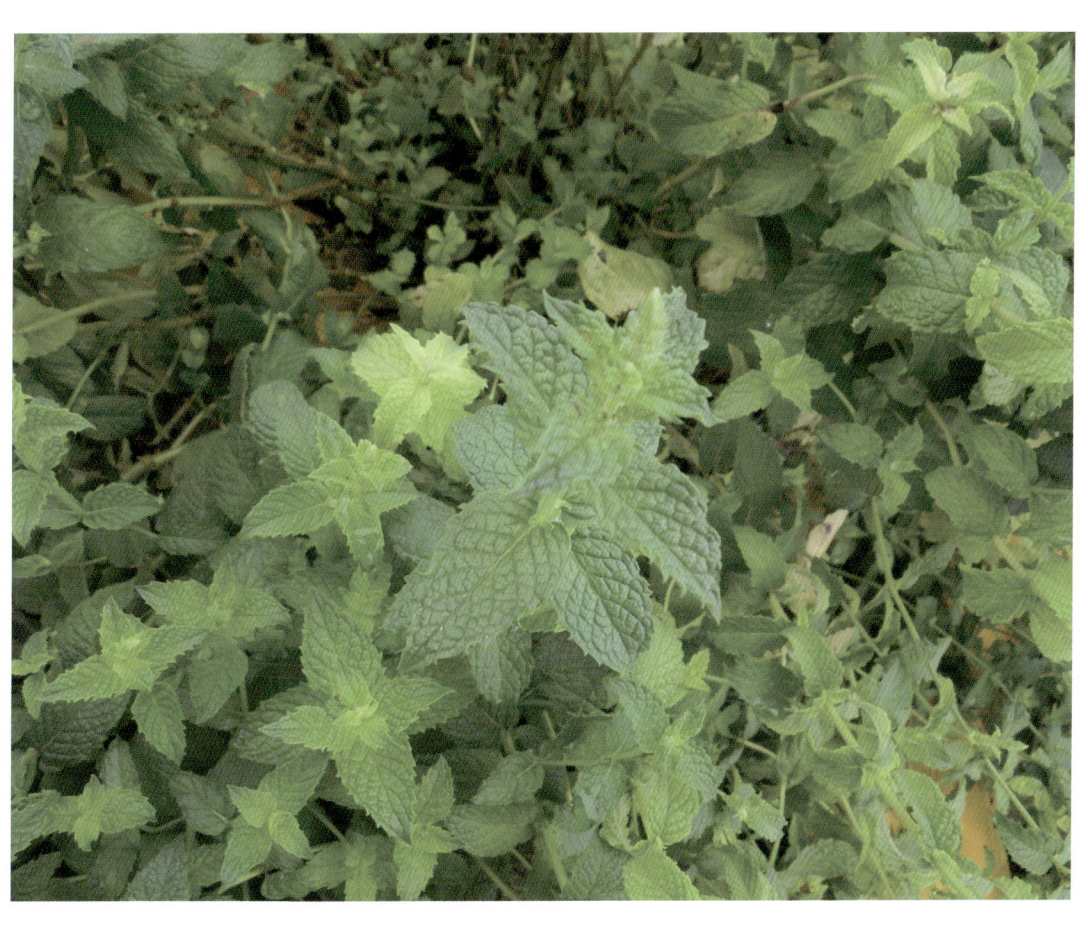

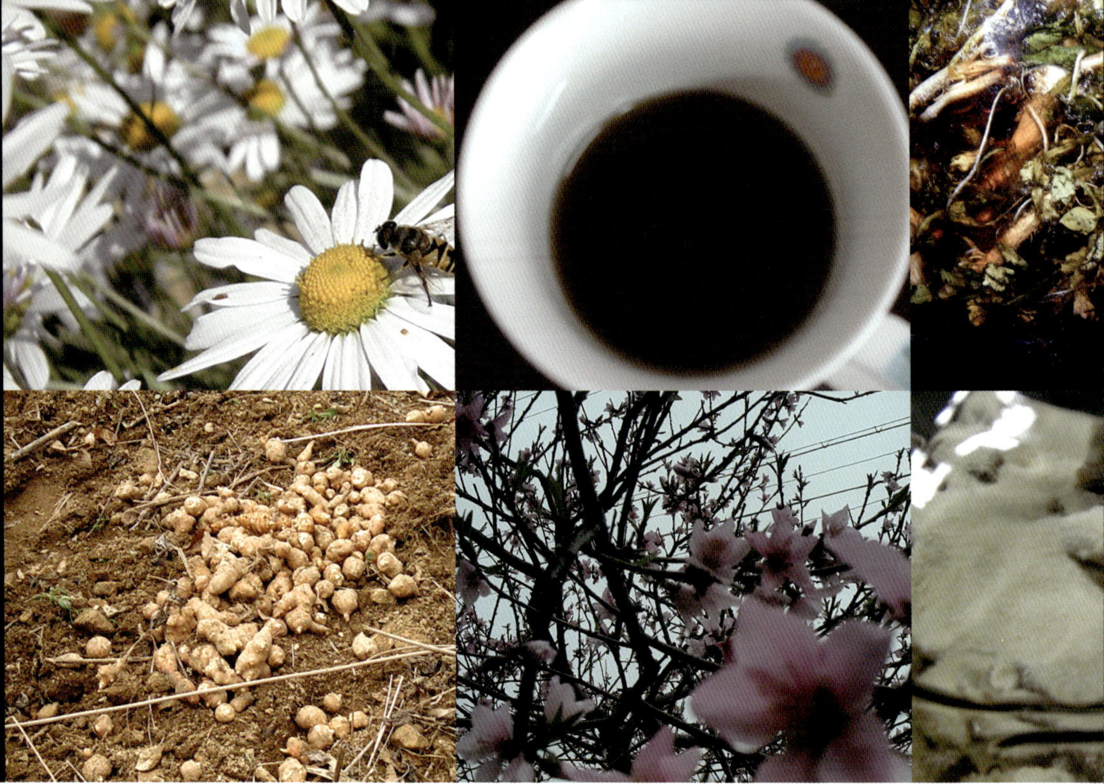

PART 5

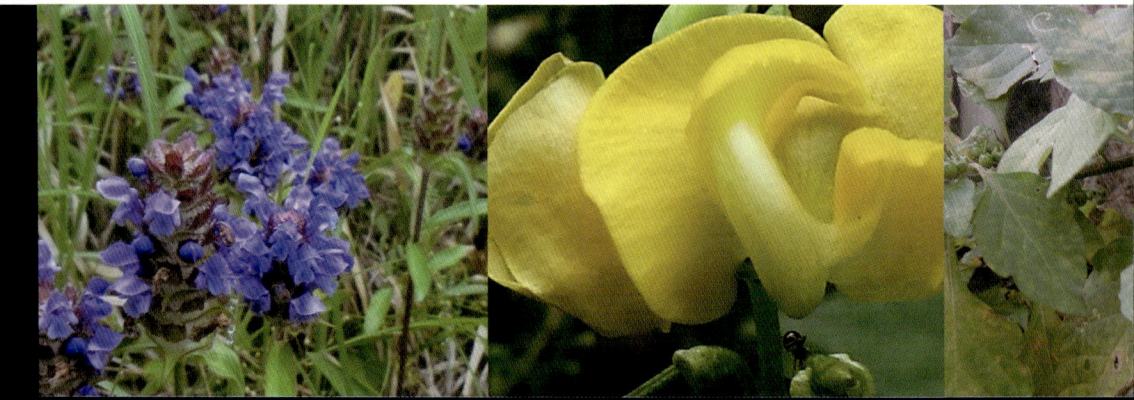

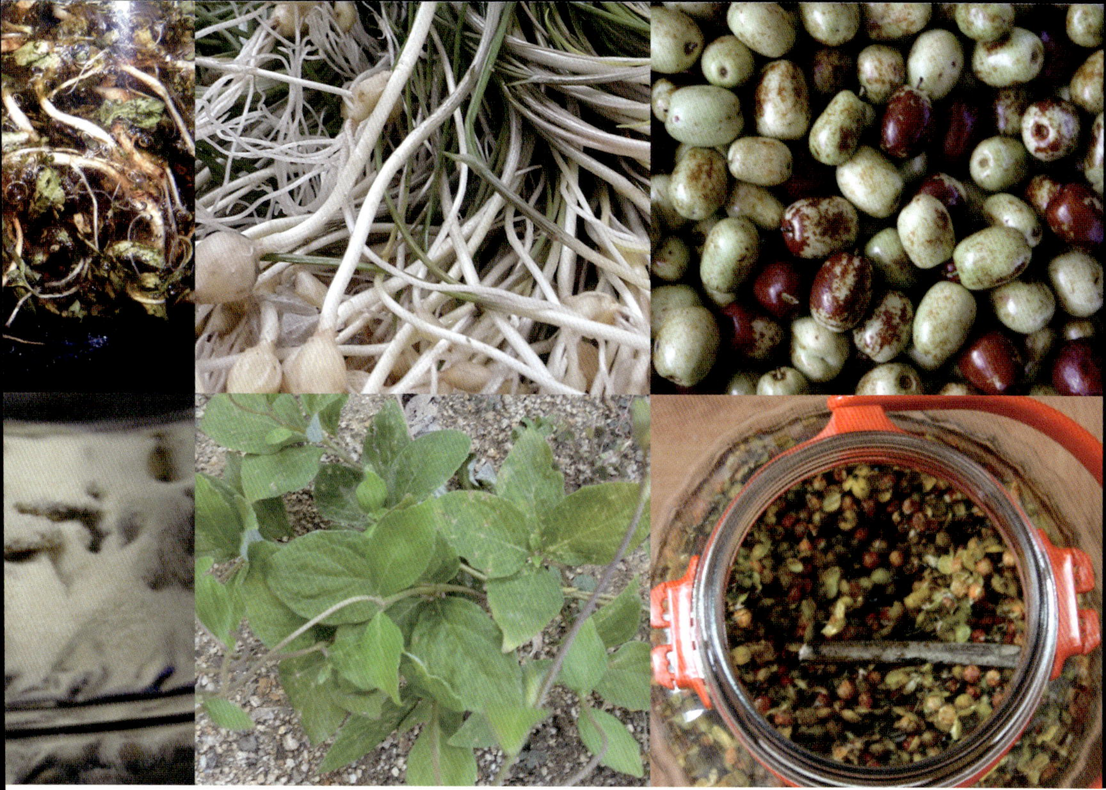

/ 꽃, 덩굴, 순으로 담그는 효소 /

환삼덩굴 개나리꽃 꿀풀 동백꽃 생강나무 아까시나무 으름덩굴 인동초
진달래꽃 청미래덩굴 겨우살이 화살나무 오갈피나무 자귀나무 찔레나무
땅두릅나무 엄나무 쇠뜨기 두릅 죽순 박주가리

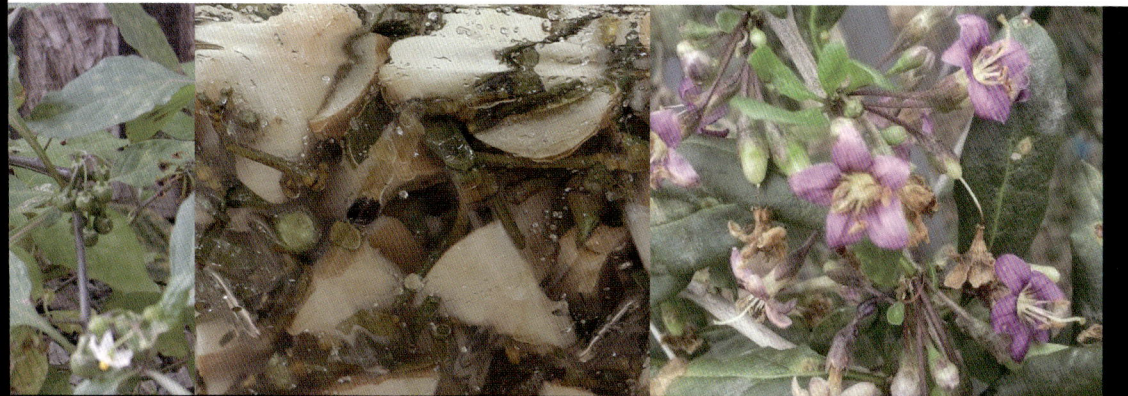

환삼덩굴

'한삼덩굴'이라고도 한다.
뽕나뭇과에 속하는 한해살이
덩굴풀이다. 열매와 풀포기
전체(전초)를 약재로 쓴다.
4~6월에 채취하여 풀포기
전체를 효소 재료로
사용할 수 있다. 효소를 담그고
발효 기간은 5~6개월을
거치고, 숙성 기간은
1년 이상이다.

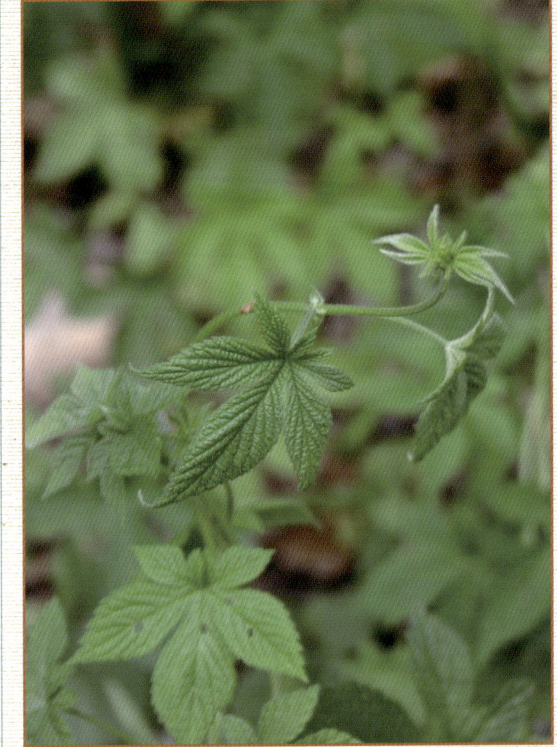

환삼덩굴

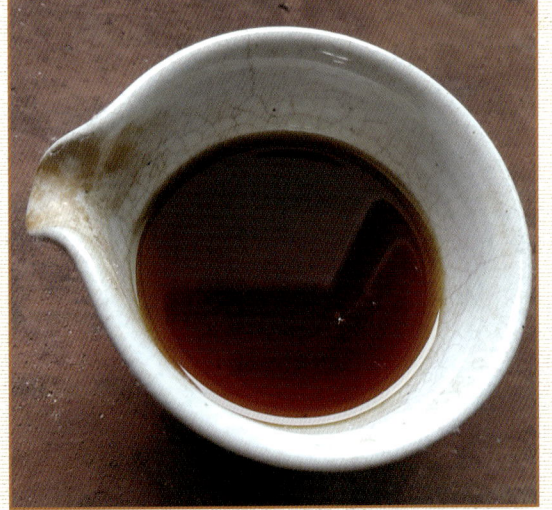

환삼덩굴 효소

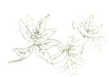

효능 해열, 이뇨, 건위, 소종 등에 효과가 있다. 감기, 학질, 소화불량, 이질, 설사, 방광염, 임질성 혈뇨, 임파선염, 오줌이 잘나오지 않는 증세 등의 치료에 쓴다.

담그기

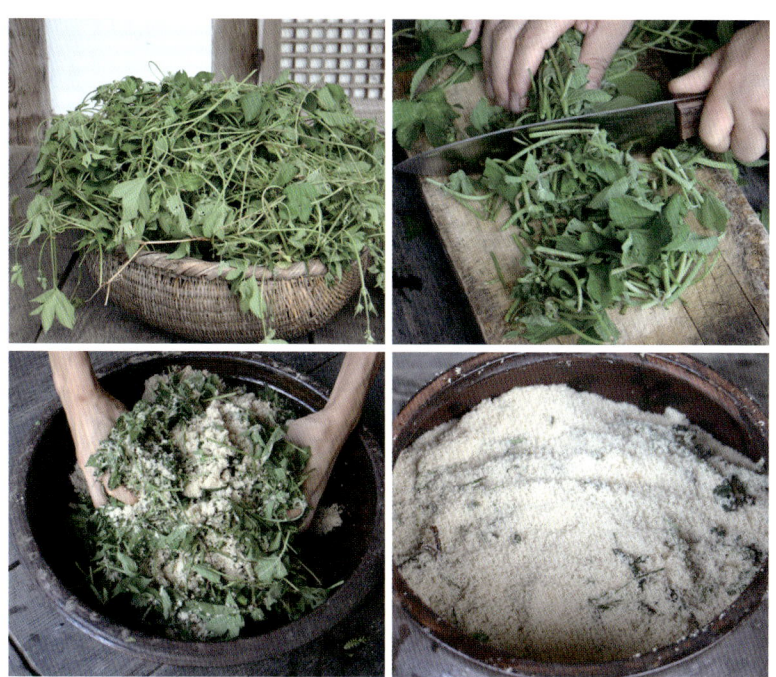

1 환삼덩굴의 꽃이 붙어 있는 덩굴을 깨끗이 손질하여 준비한다.
2 손질한 재료를 잘게 썬다.
3 잘게 썬 재료에 설탕을 넣고 살살 버무려준다.
4 용기 바닥에 설탕을 1~2cm 깐다.
5 설탕에 버무린 재료를 용기의 약 70% 선까지 담는다.
6 재료가 보이지 않을 만큼 설탕으로 덮은 뒤 밀봉하여 발효될 때까지 기다린다.
7 발효가 끝나면 거름망에 밭치고 원액만 걸러내서 숙성 용기에 담는다.

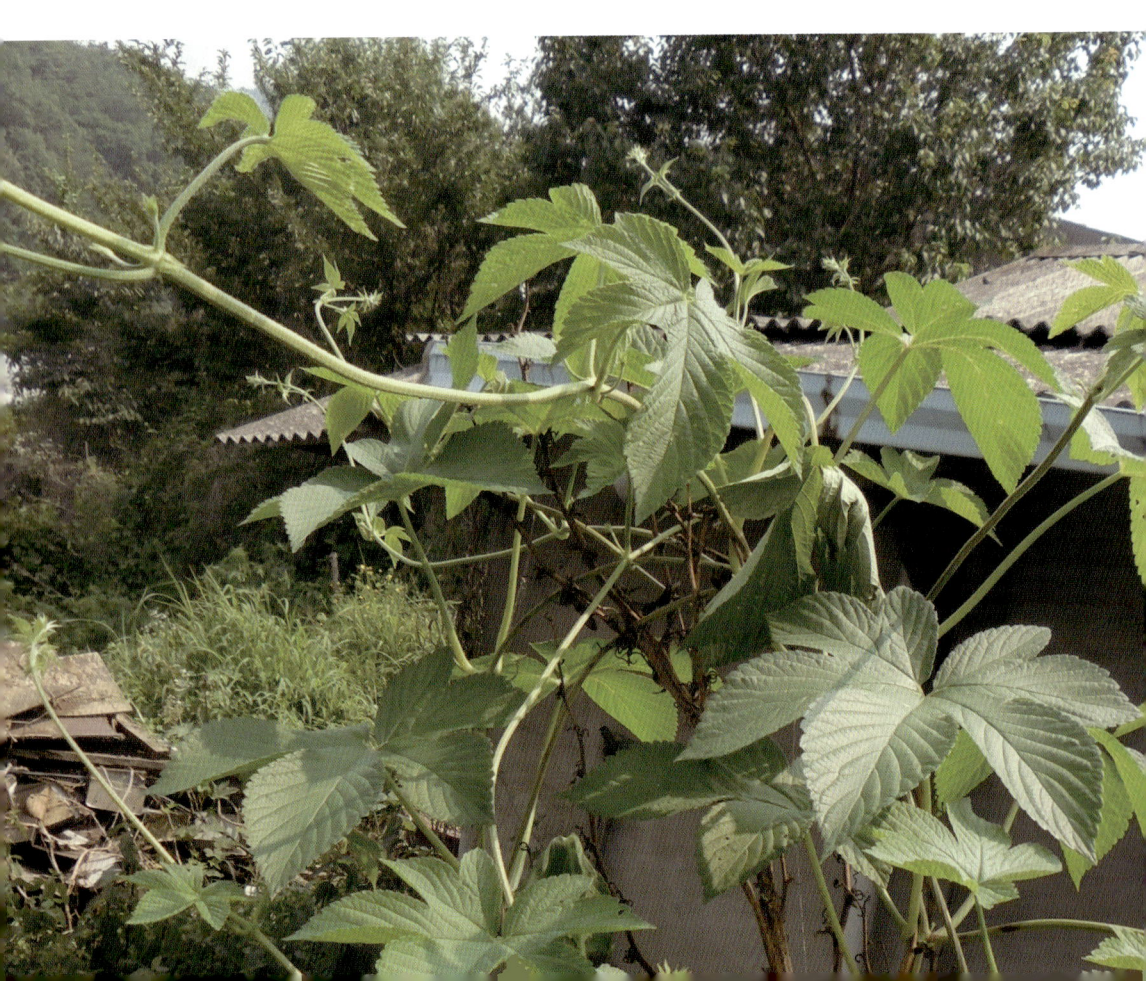

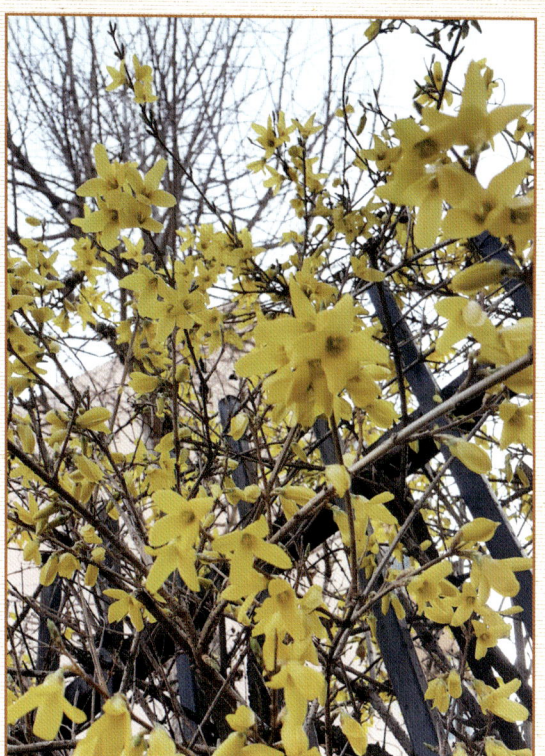

개나리꽃

개나리꽃

개나리의 열매는 생약명으로
'연교'라고 한다.
물푸레나뭇과에 속하는
낙엽 활엽 관목이다.
3~4월에 채취하여 꽃을
효소 재료로 사용할 수 있다.
효소를 담그고 발효 기간은
약 2개월을 거치고,
숙성 기간은 1년 이상이다.

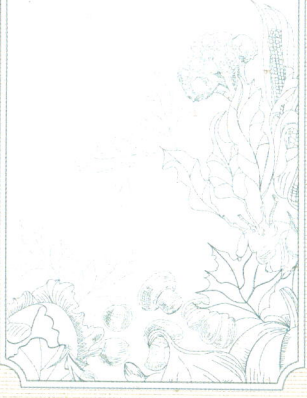

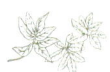

효능 해열, 해독, 소염, 이뇨, 소종 등에 효과가 있다. 오한과 열이 나는 증세, 오줌이 잘 나오지 않는 증세, 신장염, 임파선염. 단독 등의 치료에 쓴다.

성분 루틴, 퀘르키톨, 람노글루코시드, 퀘르세틴, 알파-람노스 등을 함유하고 있다.

담그기
1 개나리꽃을 깨끗이 손질하여 준비한다.
2 손질한 개나리꽃에 백설탕을 넣고 버무려준다.
3 용기 바닥에 설탕을 1~2cm 깐다.
4 설탕에 버무린 재료를 용기의 약 70% 선까지 담는다.
5 재료가 보이지 않을 만큼 설탕으로 덮은 뒤 밀봉하여 발효될 때까지 기다린다.
6 발효가 끝나면 거름망에 밭치고 원액만 걸러내서 숙성 용기에 담는다.

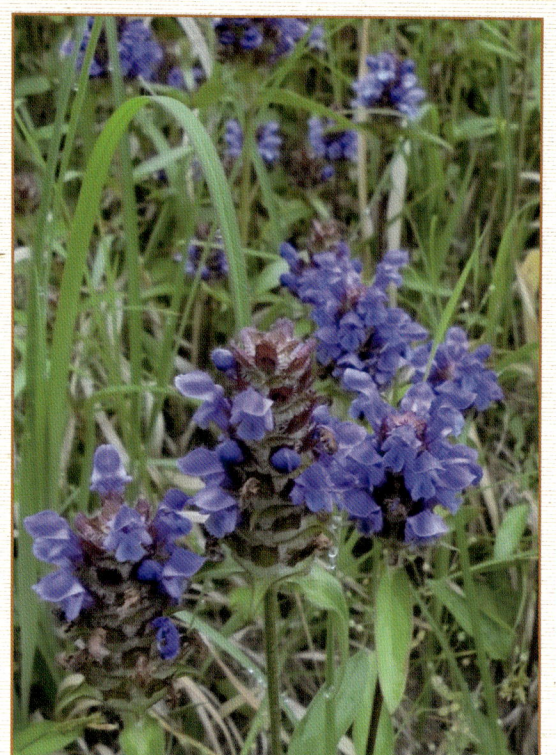

꿀풀

꿀풀

생약명으로 '하고초', '동풍', '단골초'라고 한다. 꿀풀과에 속하는 여러해살이풀이다. 어린잎은 식용한다. 5~6월에 채취하여 잎과 줄기, 꽃을 효소 재료로 사용할 수 있다. 효소를 담그고 발효 기간은 약 5개월을 거치고, 숙성 기간은 1년 이상이다.

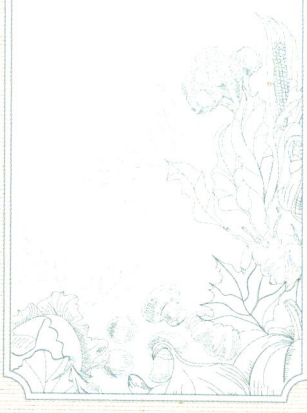

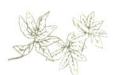

효능 간을 맑게 해주며 소염, 소종 등의 효과가 있다. 전염성 간염, 폐결핵, 임파선염, 수종, 유선염, 임질, 오줌이 잘 나오지 않는 증세, 고혈압 등의 치료에 쓴다. 그 밖에 악성 종양이나 눈이 붉게 부어 통증이 있는 증세 등에도 쓰인다.

성분 우르솔산과 배당체인 프루네린, 이뇨작용을 하는 염화칼리 등을 함유하고 있다.

담그기
1 꿀풀의 줄기와 꽃을 깨끗이 손질하여 준비한다.
2 손질한 재료를 잘게 썬다.
3 잘게 썬 재료에 백설탕을 넣고 살살 버무려준다.
4 용기 바닥에 설탕을 1~2cm 깐다.
5 설탕에 버무린 재료를 용기의 약 70% 선까지 담는다.
6 재료가 보이지 않을 만큼 설탕으로 덮은 뒤 밀봉하여 발효될 때까지 기다린다.
7 발효가 끝나면 거름망에 밭치고 원액만 걸러내서 숙성 용기에 담는다.

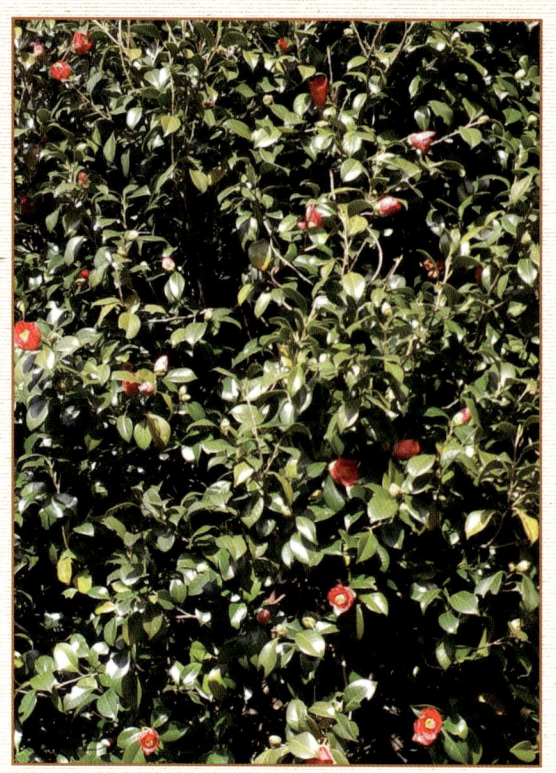
동백나무

동백꽃

'산다화'라고도 한다. 차나뭇과에 속하는 상록 활엽 교목이다. 열매는 약재로 쓰고, 예전에는 기름을 짜서 머릿기름, 등잔 기름 등으로 썼다. 3~4월에 채취하여 꽃을 효소 재료로 사용할 수 있다. 효소를 담그고 발효 기간은 2~3개월을 거치고, 숙성 기간은 1년 이상이다.

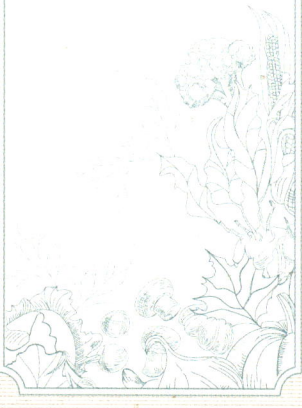

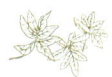

 지혈, 소종 등의 효과가 있고 멍든 피를 풀어주며 또한 피를 식혀 주기도 한다. 도혈, 장염으로 인한 하혈, 월경 과다, 산후의 출혈이 멎지 않는 증세, 화상, 타박상 등의 치료에 쓴다.

 두바키나포닌, 올레익산, 리놀레익산, 팔미틱산, 스테아릭산 등을 함유하고 있다.

1 동백꽃을 따서 깨끗이 손질하여 준비한다.
2 손질한 동백꽃에 백설탕을 넣고 버무려준다.
3 용기 바닥에 설탕을 1~2cm 깐다.
4 설탕에 버무린 재료를 용기의 약 70% 선까지 담는다.
5 재료가 보이지 않을 만큼 설탕으로 덮은 뒤 밀봉하여 발효될 때까지 기다린다.
6 발효가 끝나면 거름망에 밭치고 원액만 걸러내서 숙성 용기에 담는다.

생강나무 꽃

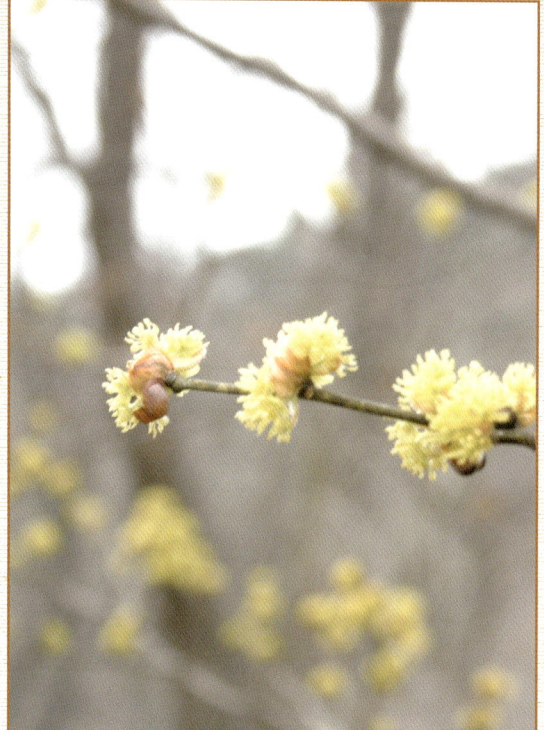

생강나무 효소

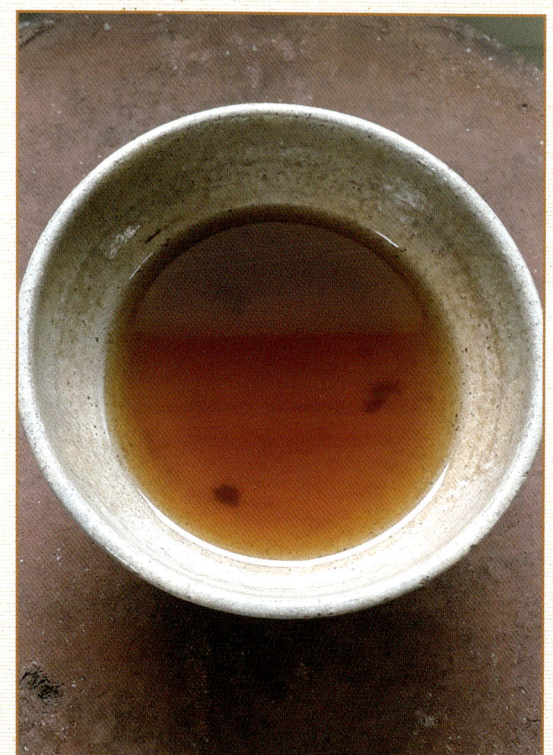

생강나무

'단양매', '새앙나무',
'아구사리'라고도 한다.
녹나뭇과에 속하는
낙엽 활엽 교목이다.
꽃은 4~5월에 채취하고,
잎은 7~8월에 채취하고,
가지는 10~11월에 채취하여
효소 재료로 사용할 수 있다.
효소를 담그고 발효 기간은
6~8개월을 거치고,
숙성 기간은 1년 이상이다.

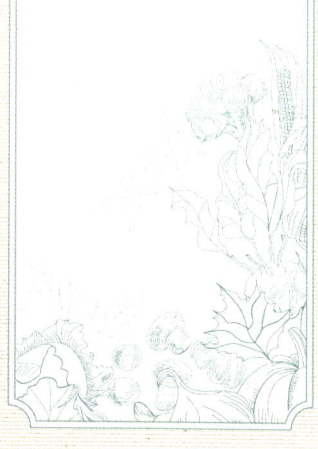

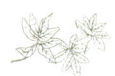

효능 산후풍의 특효약, 타박상이나 어혈, 멍들고 삔 데 등에 특히 효과가 있다. 해열, 소종의 효과가 있으며 멍든 피를 풀어주는 작용도 한다. 오한, 복통, 신경통, 멍, 타박상이나 발을 헛디뎌 삐었을 때 치료에 쓴다.

성분 옵투실릭산 등을 함유하고 있다.

담그기

1 생강나무의 꽃을 깨끗이 손질하여 준비한다.
2 손질한 재료를 잘게 썬다.
3 잘게 썬 재료에 황설탕(백설탕)을 넣고 살살 버무려준다.
4 용기 바닥에 설탕을 1~2cm 깐다.
5 설탕에 버무린 재료를 용기의 약 70% 선까지 담는다.
6 재료가 보이지 않을 만큼 설탕으로 덮은 뒤 밀봉하여 발효될 때까지 기다린다.
7 발효가 끝나면 거름망에 밭치고 원액만 걸러내서 숙성 용기에 담는다.

아까시나무

아까시나무

일상적으로 부를 때
'아카시아'라고 한다.
콩과에 속하는
낙엽 교목이다. 꽃에서
꿀을 채취한다. 5~6월에
채취하여 꽃을 효소 재료로
사용할 수 있다. 효소를
담그고 발효 기간은
2~3개월을 거치고,
숙성 기간은 6개월 이상이다.

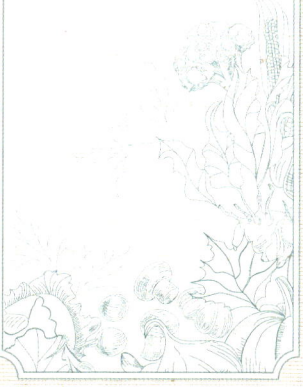

오줌이 잘 나오지 않는 증세, 수종, 임질, 변비 등의 치료에 쓴다.

 아카세틴, 아카신, 로비닌, 로빈, 로비네틱, 헬리오트로핀 등을 함유하고 있다.

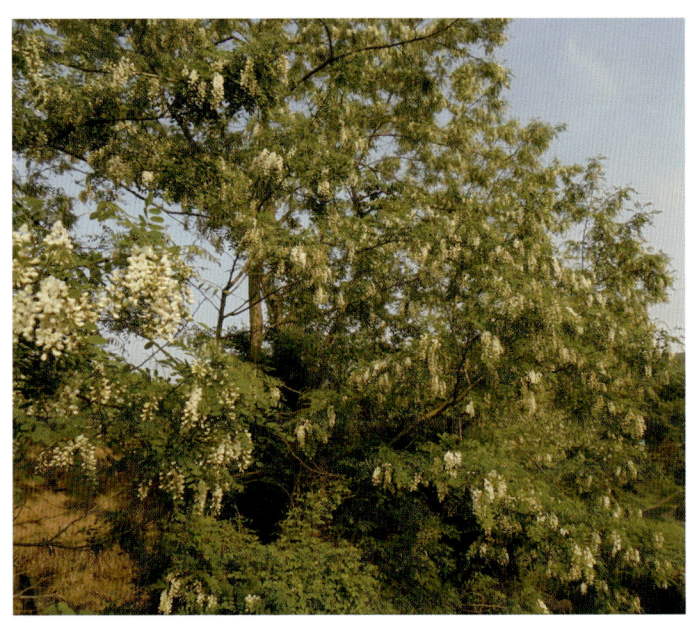

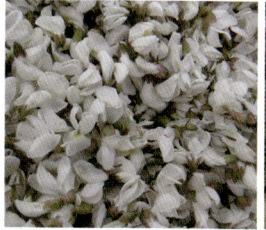 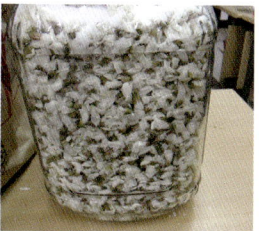 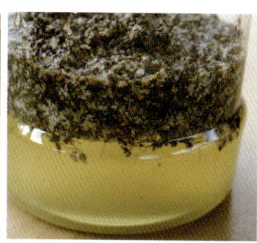

1 아까시나무 꽃을 깨끗이 손질하여 준비한다.
2 재료에 백설탕을 넣고 살살 버무려준다.
3 용기 바닥에 설탕을 1~2cm 깐다.
4 설탕에 버무린 재료를 용기의 약 70% 선까지 담는다.
5 재료가 보이지 않을 만큼 설탕으로 덮은 뒤 밀봉하여 발효될 때까지 기다린다.
6 발효가 끝나면 거름망에 받치고 원액만 걸러내서 숙성 용기에 담는다.

으름덩굴

생약명으로 '목통'이라고 한다.
으름덩굴과에 속하는
낙엽 활엽 덩굴나무이다.
열매는 식용하고, 뿌리와
가지는 약재로 쓴다.
7~8월에 채취하여 꽃, 덩굴,
줄기를 효소 재료로
사용할 수 있다. 효소를 담고
발효 기간은 5~6개월을
거치고, 숙성 기간은
1년 이상이다.

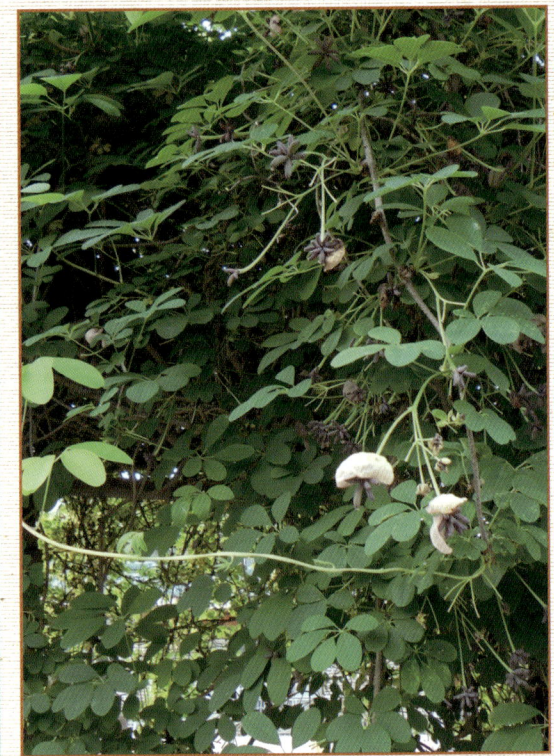

으름덩굴

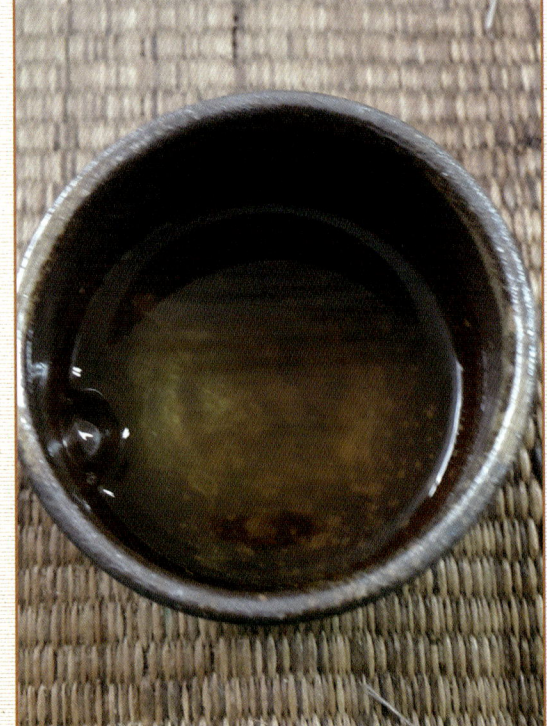

으름덩굴 효소

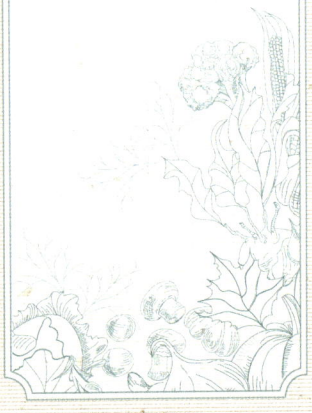

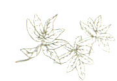

효능 이뇨, 진통의 효과가 있다. 오줌이 잘 나오지 않는 증세, 수종, 신경통, 관절염, 월경이 나오지 않는 증세, 젖 분비 부족 등의 치료에 쓴다.

성분 이뇨 작용을 하는 아케빈이란 성분을 함유하고 있다.

담그기
1 으름덩굴의 덩굴을 깨끗이 손질하여 준비한다.
2 손질한 재료를 잘게 썬다.
3 잘게 썬 재료에 황설탕을 넣고 살살 버무려준다.
4 용기 바닥에 설탕을 1~2cm 깐다.
5 설탕에 버무린 재료를 용기의 약 70% 선까지 담는다.
6 재료가 보이지 않을 만큼 설탕으로 덮은 뒤 밀봉하여 발효될 때까지 기다린다.
7 발효가 끝나면 거름망에 밭치고 원액만 걸러내서 숙성 용기에 담는다.

인동초

'인동덩굴', '금은등'이라고도 한다. 인동과에 속하는 반상록 덩굴이다.

열매는 약재로 쓴다. 5~7월에 채취하여 꽃을 효소 재료로 사용할 수 있다. 효소를 담그고 발효 기간은 5~6개월을 거치고, 숙성 기간은 1년 이상이다.

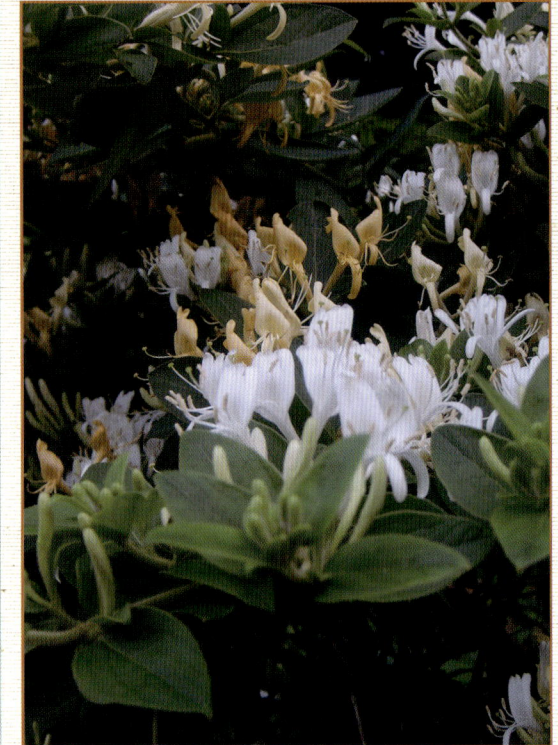

인동초

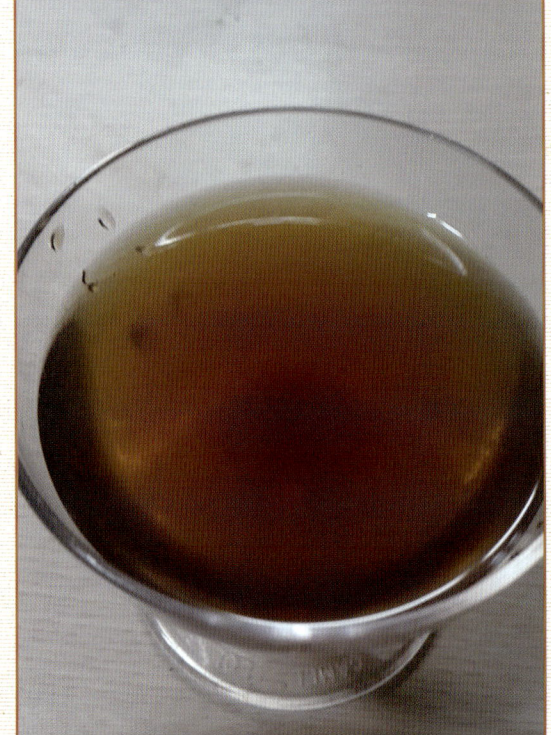

인동초 효소

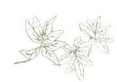

효능 꽃은 해열, 해독, 소종, 수렴의 효과가 있다. 감기, 이질, 장염, 임파선종, 잎과 줄기는 해열, 이뇨, 해독, 소종의 효능을 가지고 있으며 근골 통증, 오줌이 잘 나오지 않는 증세, 각종 종기 등의 치료에 쓴다.

성분 루테올린, 이노사이톨, 로니세란, 타닌 등을 함유하고 있다.

담그기
1 인동초의 꽃, 잎, 순을 깨끗이 손질하여 준비한다.
2 손질한 재료를 잘게 썬다.
3 잘게 썬 재료에 설탕을 넣고 살살 버무려준다.
4 용기 바닥에 설탕을 1~2cm 깐다.
5 설탕에 버무린 재료를 용기의 약 70% 선까지 담는다.
6 재료가 보이지 않을 만큼 설탕으로 덮은 뒤 밀봉하여 발효될 때까지 기다린다.
7 발효가 끝나면 거름망에 밭치고 원액만 걸러내서 숙성 용기에 담는다.

진달래꽃

'두견', '두견화'라고도 한다. 진달랫과에 속하는 낙엽 활엽 관목이다. 정원수, 관상용으로 재배한다. 3~4월에 채취하여 꽃을 효소 재료로 사용할 수 있다. 효소를 담그고 발효 기간은 2~3개월을 거치고, 숙성 기간은 6개월 이상이다.

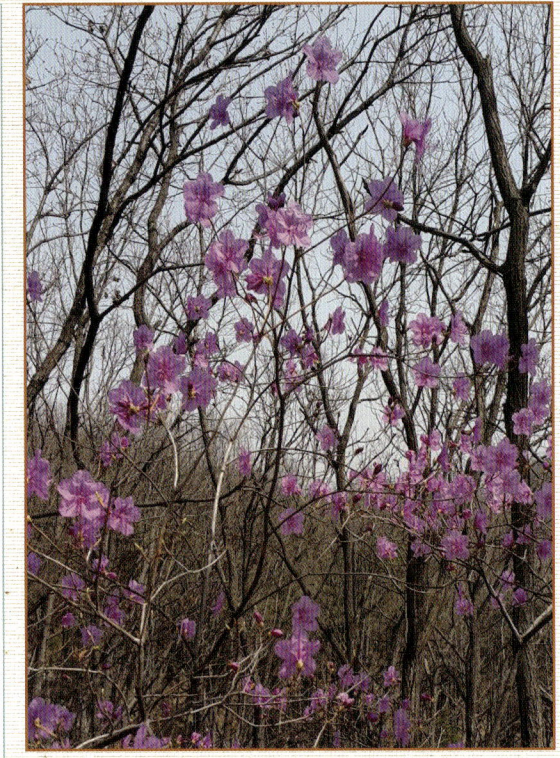

진달래꽃

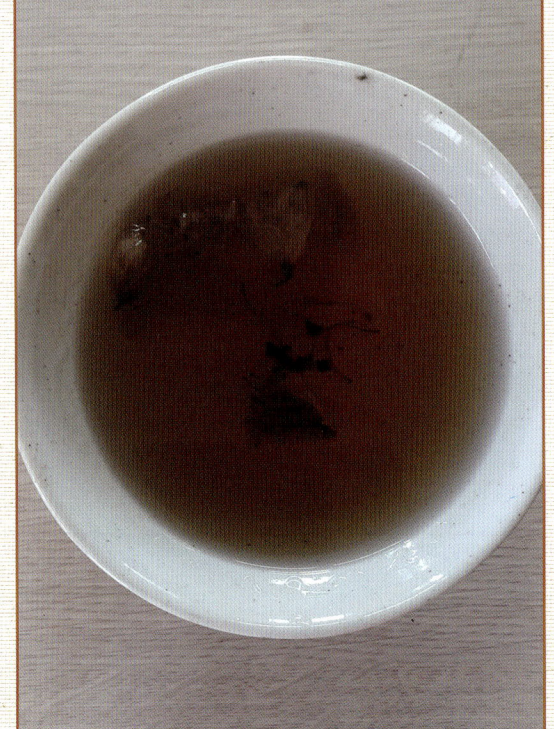

진달래꽃 효소

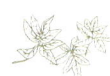

효능 진해, 조경의 효과가 있고 혈액 순환을 활발하게 한다. 기침, 고혈압, 토혈, 월경불순, 폐경, 월경이 멈추지 않는 증세 등에 효과가 있다.

담그기

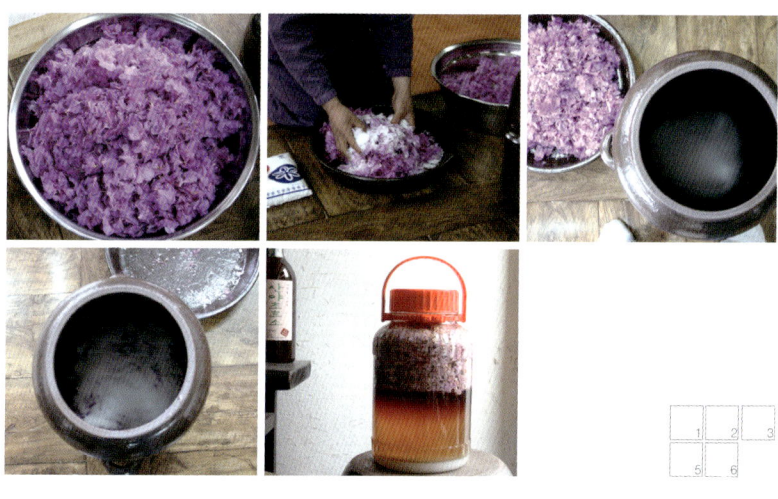

1 진달래꽃을 깨끗이 손질하여 준비한다.
2 진달래꽃에 설탕을 넣고 살살 버무려준다.
3 용기 바닥에 설탕을 1~2cm 깐다.

4 설탕에 버무린 재료를 용기의 약 70% 선까지 담는다.

5 재료가 보이지 않을 만큼 설탕으로 덮은 뒤 밀봉하여 발효될 때까지 기다린다.

6 발효가 끝나면 거름망에 밭치고 원액만 걸러내서 숙성 용기에 담는다.

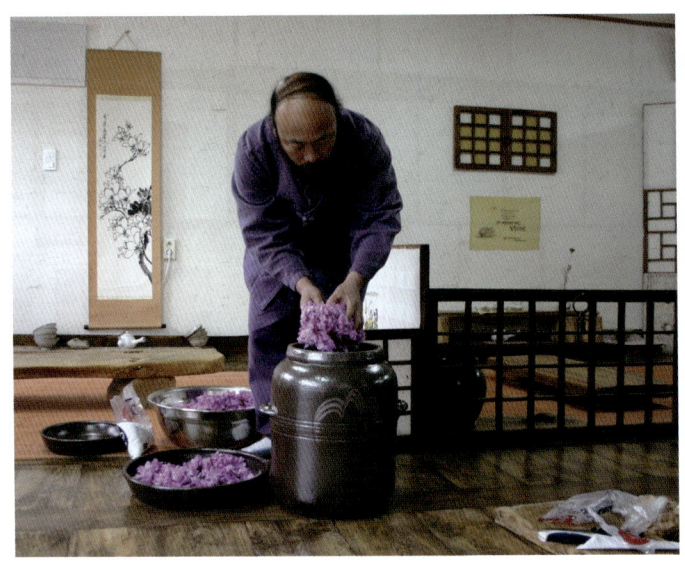

청미래덩굴

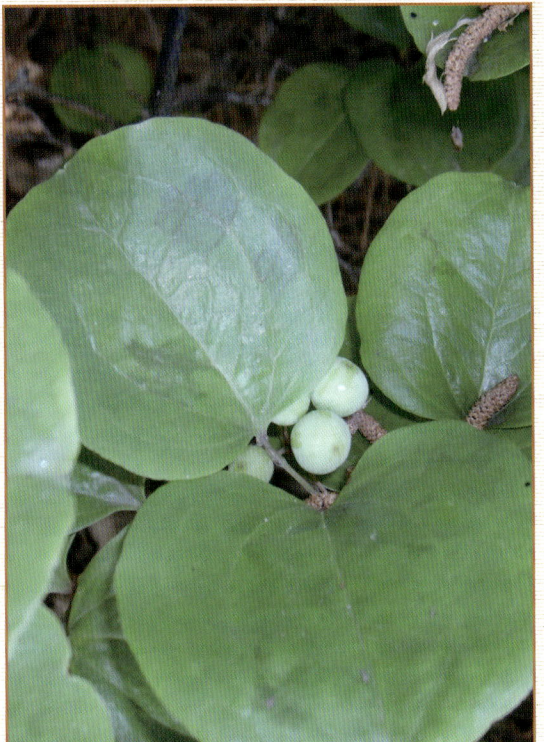

청미래덩굴

생약명으로 '토복령'이라고 한다. 백합과에 속하는 낙엽 활엽 덩굴성 관목이다. 어린순과 잎은 식용하고, 뿌리는 약재로 쓴다. 10~3월에 채취하여 순과 덩굴을 효소 재료로 사용할 수 있다. 효소를 담그고 발효 기간은 7~8개월을 거치고, 숙성 기간은 1년 이상이다.

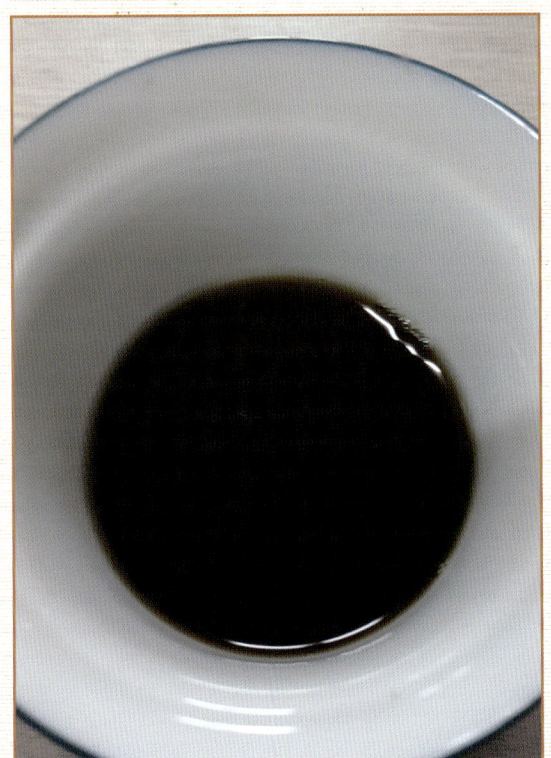

청미래덩굴 효소

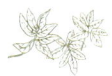

 이뇨, 해독, 거풍 등에 효과가 있다. 근육이 굳어져 감각이 없어지는 증세, 관절통증, 장염, 이질, 수종, 임파선염, 대하증 등의 치료에 쓴다.

 파릴린, 스밀라신, 사포닌을 함유하고 있다.

담그기

1 청미래덩굴의 순과 덩굴을 깨끗이 손질하여 준비한다.
2 손질한 재료를 잘게 썬다.
3 잘게 썬 재료에 황설탕을 넣고 살살 버무려준다.
4 용기 바닥에 설탕을 1~2cm 깐다.
5 설탕에 버무린 재료를 용기의 약 70% 선까지 담는다.
6 재료가 보이지 않을 만큼 설탕으로 덮은 뒤 밀봉하여 발효될 때까지 기다린다.
7 발효가 끝나면 거름망에 밭치고 원액만 걸러내서 숙성 용기에 담는다.

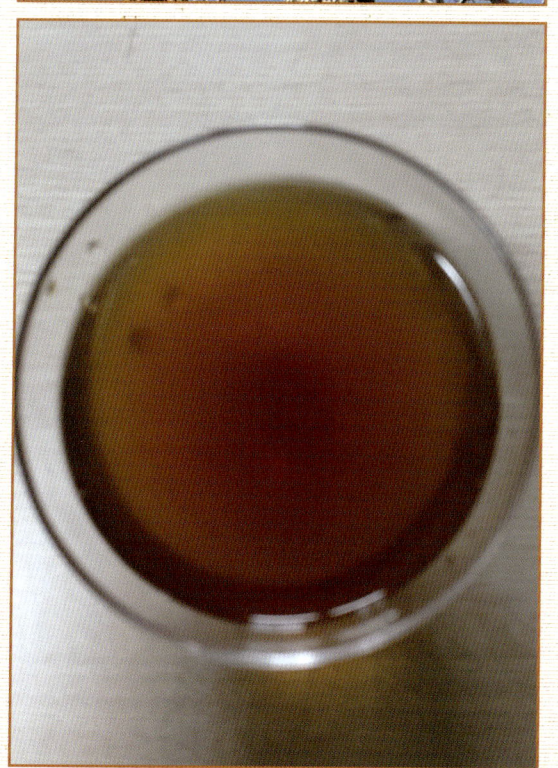

겨우살이

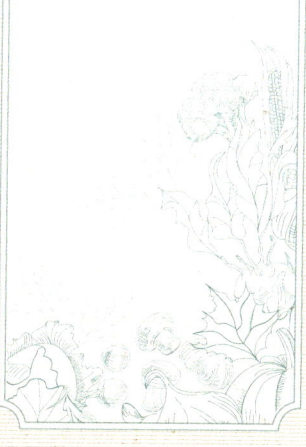

겨우살이 효소

겨우살이

'조라'라고도 한다. 겨우살잇과에 속하는 상록 관목이다. 잎과 줄기는 약재로 쓴다. 참나무, 오리나무, 버드나무 등에 기생을 한다. 12~3월에 채취하여 풀포기 전체(전초)를 효소 재료로 사용할 수 있다. 효소를 담그고 발효 기간은 7~8개월을 거치고, 숙성 기간은 1년 이상이다.

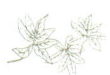

효능 강장, 진통, 안태 등의 효과가 있고 혈압을 낮추어 준다. 신경통, 관절통, 풍습으로 인한 통증, 고혈압, 태동이 불안한 상태, 월경이 멈추지 않는 증세 등의 치료에 쓴다.

성분 루페올, 아세틸 콜린, 올레아놀릭산 등을 함유하고 있다.

담그기

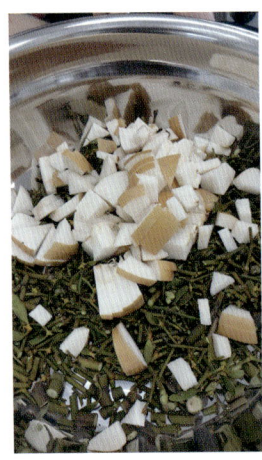
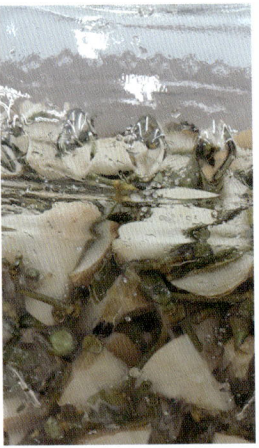

1 겨우살이와 배를 깨끗이 손질하여 준비한다.
2 겨우살이와 배를 잘게 썬다.

3 잘게 썬 재료에 황설탕을 넣고 살살 버무려준다.

4 용기 바닥에 설탕을 1~2cm 깐다.

5 설탕에 버무린 재료를 용기의 약 70% 선까지 담는다.

6 재료가 보이지 않을 만큼 설탕으로 덮은 뒤 밀봉하여 발효될 때까지 기다린다.

7 발효가 끝나면 거름망에 밭치고 원액만 걸러내서 숙성 용기에 담는다.

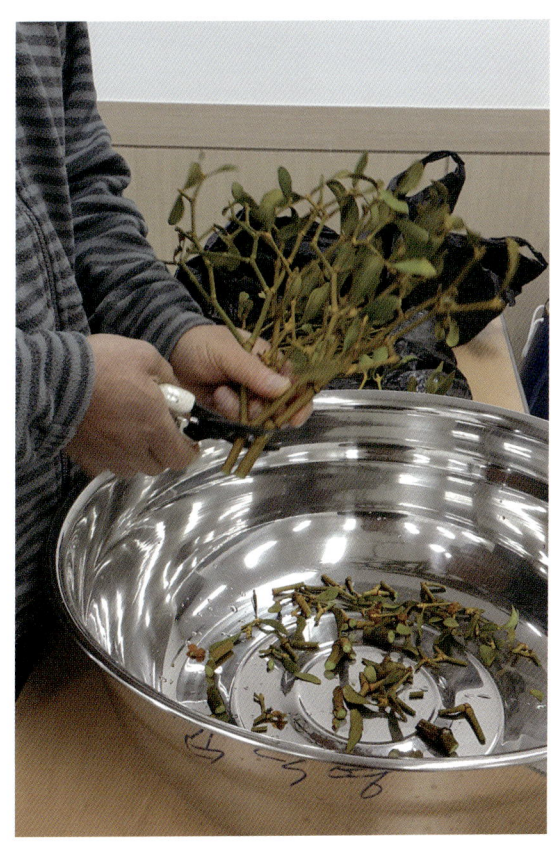

화살나무

'귀전우', '위모', '혼전우'라고도 한다. 노박덩굴과에 속하는 낙엽 활엽 관목이다. 어린잎은 식용하고, 잔가지에 날개처럼 생긴 코르크질은 약재로 쓴다. 4~5월에 채취하여 잎과 순을 효소 재료로 사용할 수 있다. 효소를 담그고 발효 기간은 2~3개월을 거치고, 숙성 기간은 1년 이상이다.

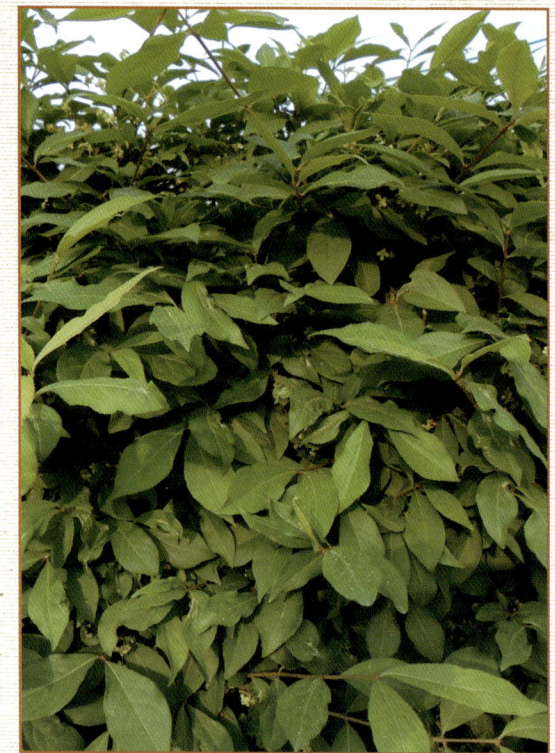

화살나무

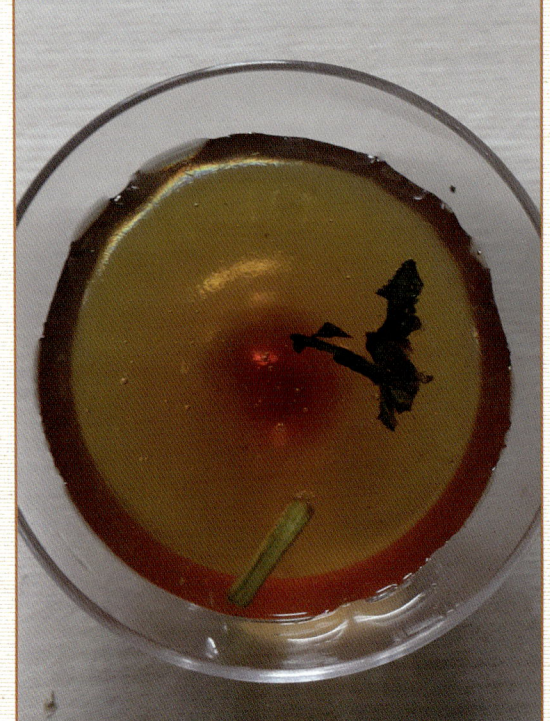

화살나무 효소

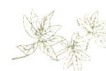

효능 멍을 풀어주고 월경을 통하게 하는 등의 효능을 가지고 있으며 거담 작용도 한다. 동맥경화, 혈전증, 가래가 끓는 기침, 월경불순, 폐경, 산후의 어혈로 인한 복통 등의 치료에 쓴다.

성분 쿼르세트린, 둘시톨을 함유하고 있다.

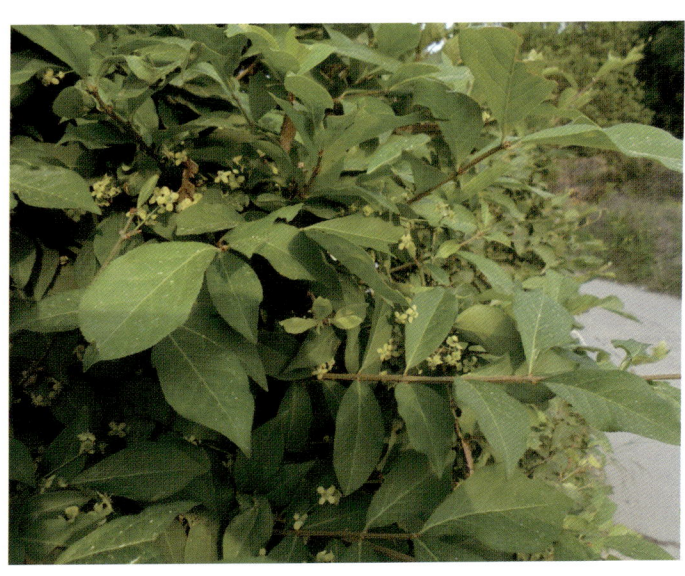

담그기

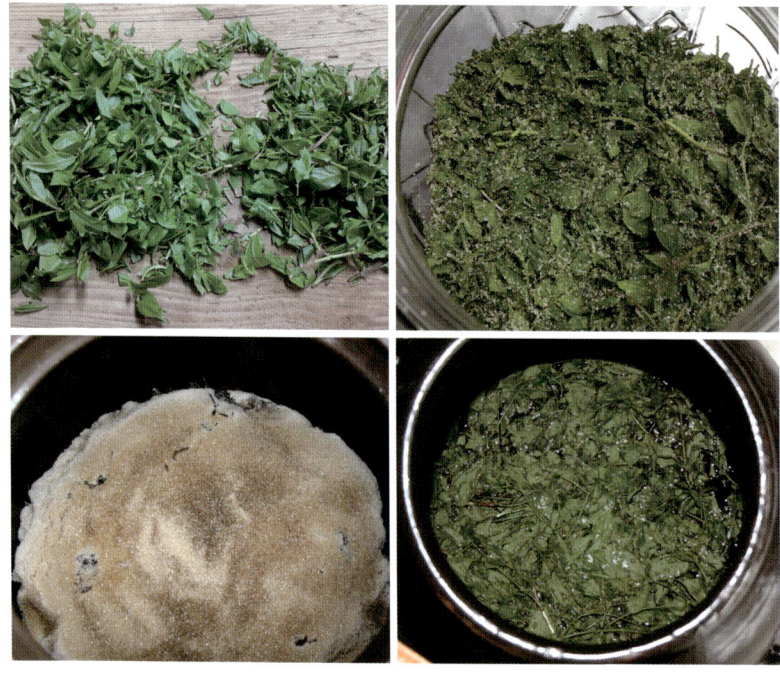

1 화살나무의 순으로 깨끗이 손질하여 준비한다.

2 손질한 재료를 잘게 썬다.

3 잘게 썬 재료에 설탕을 넣고 살살 버무려준다.

4 용기 바닥에 설탕을 1~2cm 깐다.

5 설탕에 버무린 재료를 용기의 약 70% 선까지 담는다.

6 재료가 보이지 않을 만큼 설탕으로 덮은 뒤 밀봉하여 발효될 때까지 기다린다.

7 발효가 끝나면 거름망에 밭치고 원액만 걸러내서 숙성 용기에 담는다.

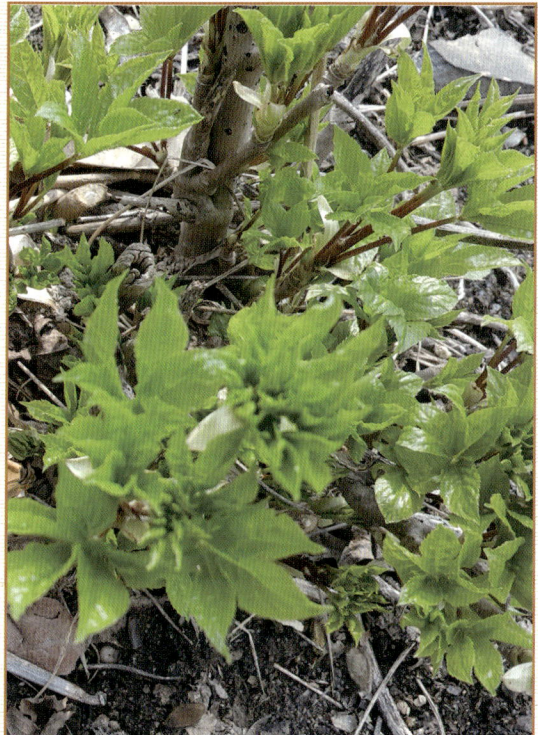

오갈피나무

오갈피나무

'서울오갈피', '오가', '오가피나무'라고도 한다. 두릅나뭇과에 속하는 낙엽 활엽 관목이다. 뿌리와 줄기의 껍질은 약재로 쓴다. 6~8월에 채취하여 순을 효소 재료로 사용할 수 있다. 효소를 담그고 발효 기간은 3~4개월을 거치고, 숙성 기간은 1년 이상이다.

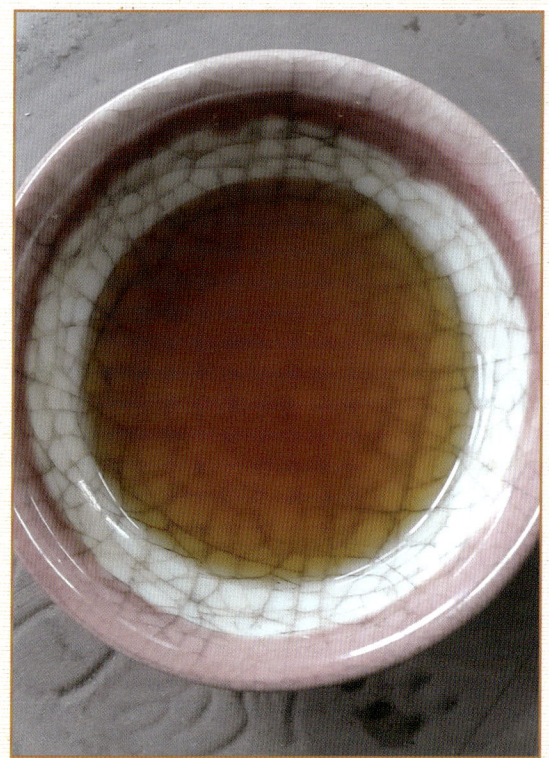

오갈피나무 효소

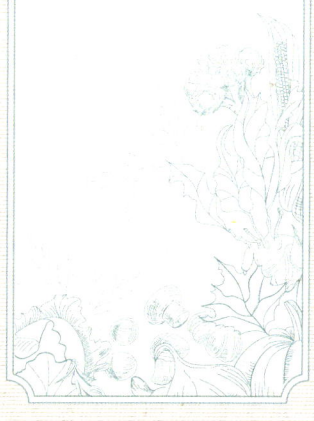

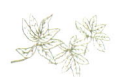

효능 강장, 진통, 거풍 등에 효과가 있다. 풍과 습기로 인한 마비통증, 류머티즘 등의 치료에 쓴다. 이 밖에 해독, 콜레스테롤, 혈당, 신경장애, 지구력, 집중력, 뇌의 피로, 눈과 귀를 밝게 하는 등 신체의 기능에 활력을 주고 다양한 질병을 예방하는 '나무 산삼'이라고 불린다.

성분 정유와 다량의 수지, 녹말 등을 함유하고 있다.

담그기

1 오갈피나무의 순으로 깨끗이 손질하여 준비한다.
2 손질한 재료를 잘게 썬다.
3 잘게 썬 재료에 설탕을 넣고 살살 버무려준다.
4 용기 바닥에 설탕을 1~2cm 깐다.
5 설탕에 버무린 재료를 용기의 약 70% 선까지 담는다.
6 재료가 보이지 않을 만큼 설탕으로 덮은 뒤 밀봉하여 발효될 때까지 기다린다.
7 발효가 끝나면 거름망에 받치고 원액만 걸러내서 숙성 용기에 담는다.

자귀나무

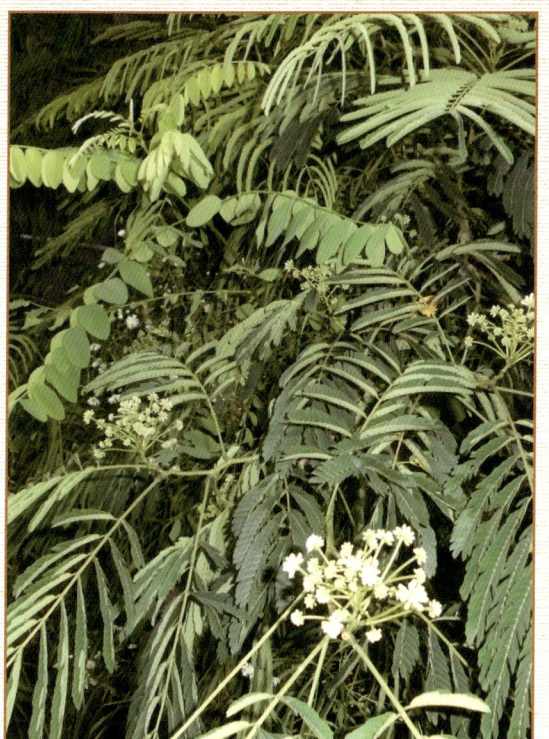
자귀나무

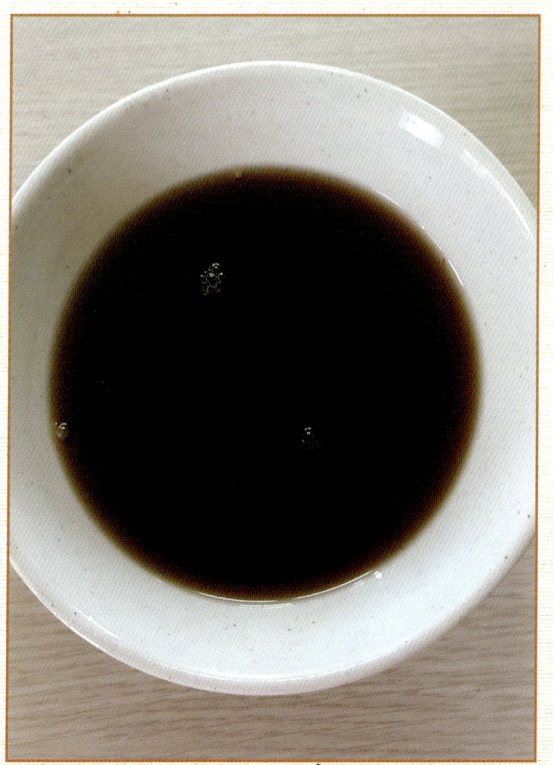
자귀나무 효소

자귀나무

생약명으로 '합혼목', '합환목'이라고 한다. 콩과에 속하는 낙엽 활엽 소교목이다. 나무껍질은 약재로 쓴다. 4~6월에 채취하여 순을 효소 재료로 사용할 수 있다. 효소를 담그고 발효 기간은 5~6개월을 거치고, 숙성 기간은 1년 이상이다.

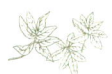

효능 나무껍질에는 활혈, 진정 등의 효과가 있다. 꽃은 건망증, 불면증, 가슴이 답답한 증세, 타박상에 의한 통증, 허리와 다리의 통증 등에 쓰인다.

성분 퀘르시트린 등의 성분을 함유하고 있다.

담그기
1 자귀나무의 순을 깨끗이 손질하여 준비한다.
2 손질한 재료를 잘게 썬다.
3 잘게 썬 재료에 황설탕을 넣고 살살 버무려준다.
4 용기 바닥에 설탕을 1~2cm 깐다.
5 설탕에 버무린 재료를 용기의 약 70% 선까지 담는다.
6 재료가 보이지 않을 만큼 설탕으로 덮은 뒤 밀봉하여 발효될 때까지 기다린다.
7 발효가 끝나면 거름망에 밭치고 원액만 걸러내서 숙성 용기에 담는다.

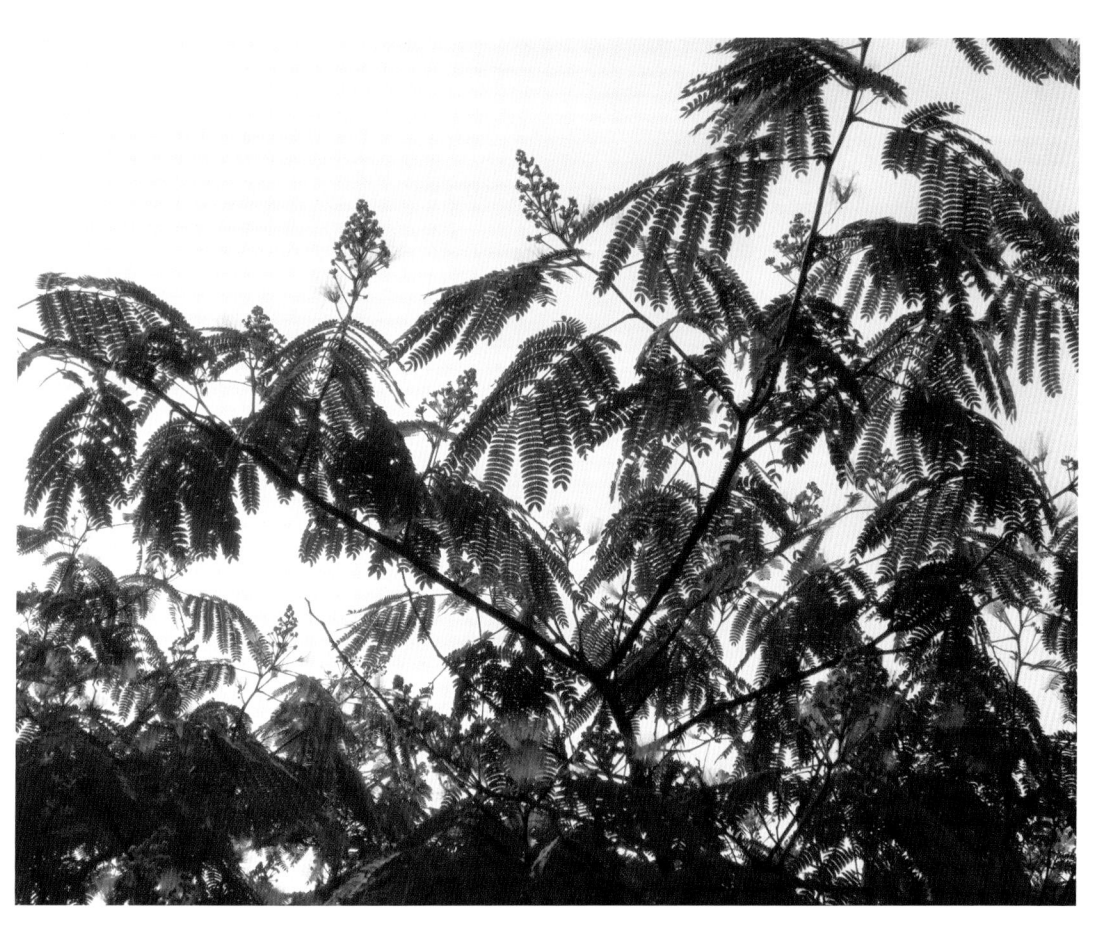

찔레나무

'들장미', '야장미', '찔레'라고도 한다. 장미과에 속하는 낙엽 활엽 관목이다. 4~5월에 채취하여 순을 효소 재료로 사용할 수 있다. 효소를 담그고 발효 기간은 5~6개월을 거치고, 숙성 기간은 1년 이상이다.

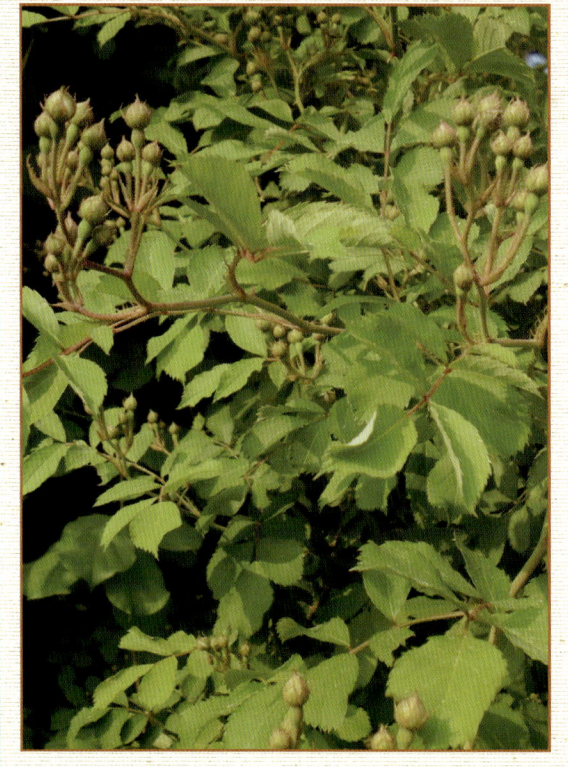

찔레나무

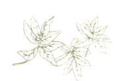

효능 이뇨, 사하, 해독 등에 효능이 있다. 신장염, 각기, 수종, 오줌이 잘 나오지 않는 증세, 변비, 월경불순, 월경통 등의 치료에 쓴다.

성분 시아닌, 물티플로린, 헤네이코산, 디코산, 트리코산, 헥사코산, 펠라르곤알데히드 등을 함유하고 있다.

담그기
1 찔레나무의 순을 깨끗이 손질하여 준비한다.
2 손질한 재료를 잘게 썬다.
3 잘게 썬 재료에 황설탕을 넣고 살살 버무려준다.
4 용기 바닥에 설탕을 1~2cm 깐다.
5 설탕에 버무린 재료를 용기의 약 70% 선까지 담는다.
6 재료가 보이지 않을 만큼 설탕으로 덮은 뒤 밀봉하여 발효될 때까지 기다린다.
7 발효가 끝나면 거름망에 받치고 원액만 걸러내서 숙성 용기에 담는다.

땅두릅나무

'땃두릅나무'라고도 한다.
생약명으로 '독활',
'토당귀'라고 한다.
두릅나뭇과에 속하는
낙엽 활엽 관목이다. 어린순은
식용하고 줄기와 가지는
약재로 쓴다. 4~5월 초에
채취하여 어린순을 효소
재료로 사용할 수 있다. 효소를
담고 발효 기간은
4~5개월을 거치고,
숙성 기간은 1년 이상이다.

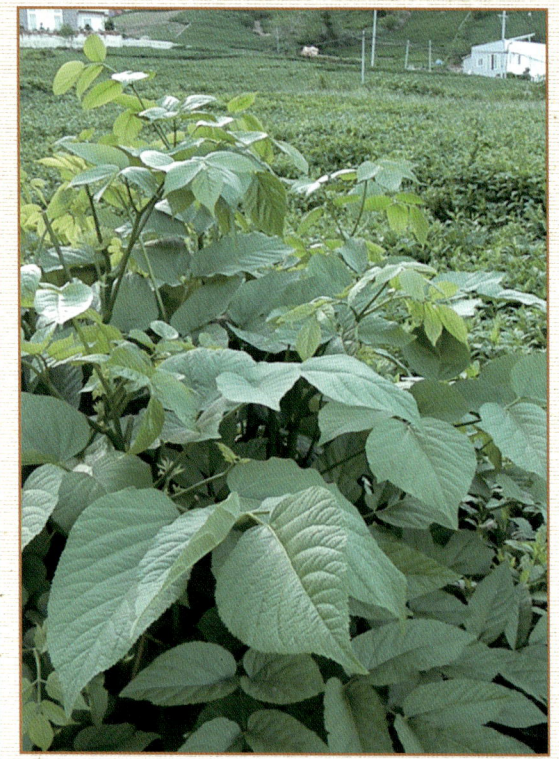

땅두릅나무

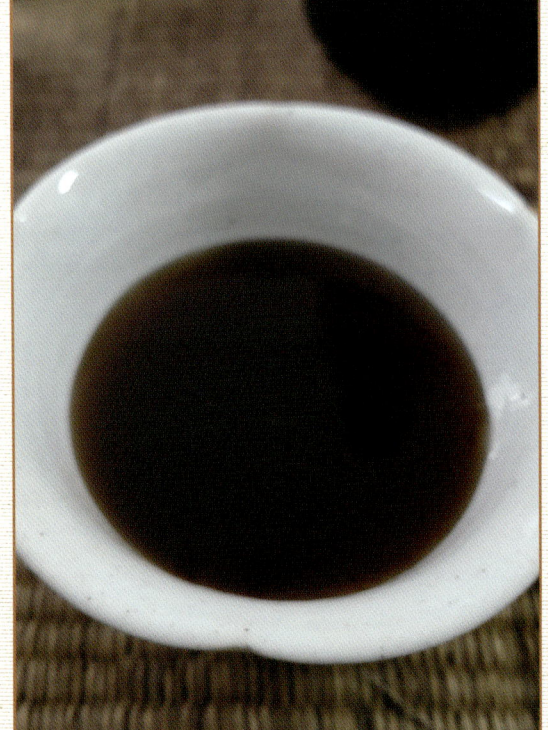

땅두릅나무 효소

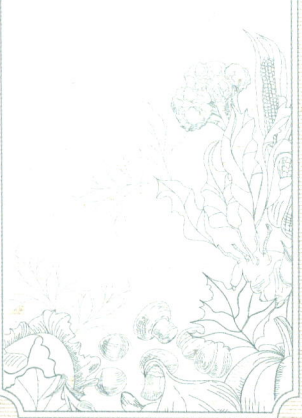

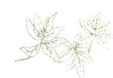

효능 발한, 거풍, 진통에 효과가 있다. 풍습으로 인한 마비와 통증, 반신불수, 수족경련, 두통, 현기증, 관절염, 치통, 부종 등의 치료에 쓴다.

성분 뿌리에 다량의 펜토산과 아스파라긴을 함유하고 있다.

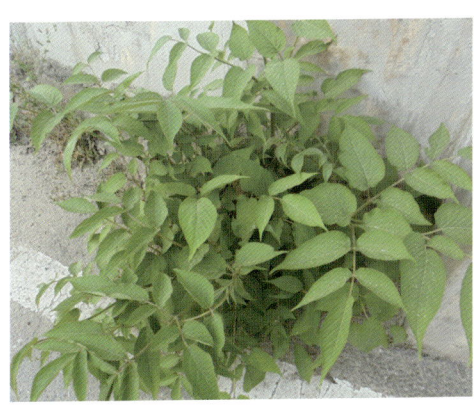

담그기

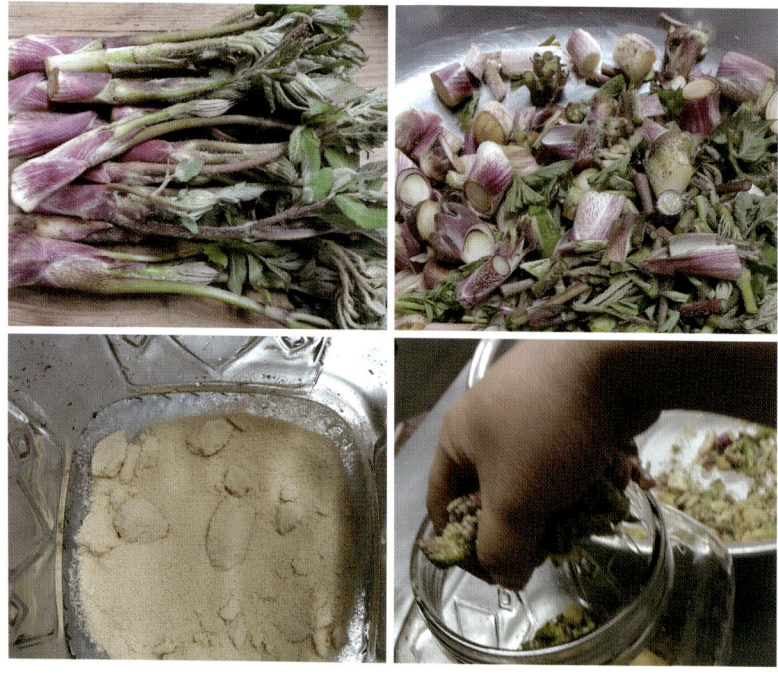

1 땅두릅나무의 어린순을 깨끗이 손질하여 준비한다.
2 손질한 재료를 잘게 썬다.
3 잘게 썬 재료에 설탕을 넣고 살살 버무려준다.
4 용기 바닥에 설탕을 1~2cm 깐다.
5 설탕에 버무린 재료를 용기의 약 70% 선까지 담는다.
6 재료가 보이지 않을 만큼 설탕으로 덮은 뒤 밀봉하여 발효될 때까지 기다린다.
7 발효가 끝나면 거름망에 밭치고 원액만 걸러내서 숙성 용기에 담는다.

엄나무

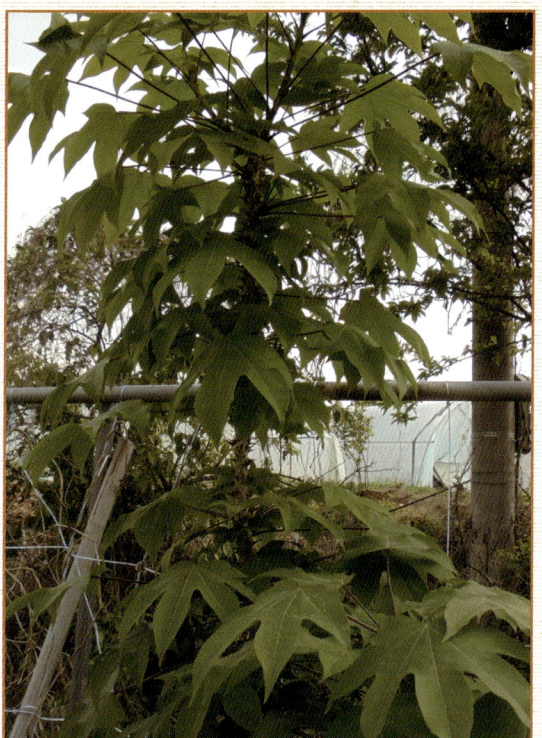

엄나무

'음나무', '개두릅나무', '아목' 등이라고도 한다. 두릅나뭇과에 속하는 낙엽 교목이다. 나무껍질은 약재로 쓴다. 6~7월에 채취하여 순을 효소 재료로 사용할 수 있다. 효소를 담그고 발효 기간은 5~6개월을 거치고, 숙성 기간은 1년 이상이다.

엄나무 효소

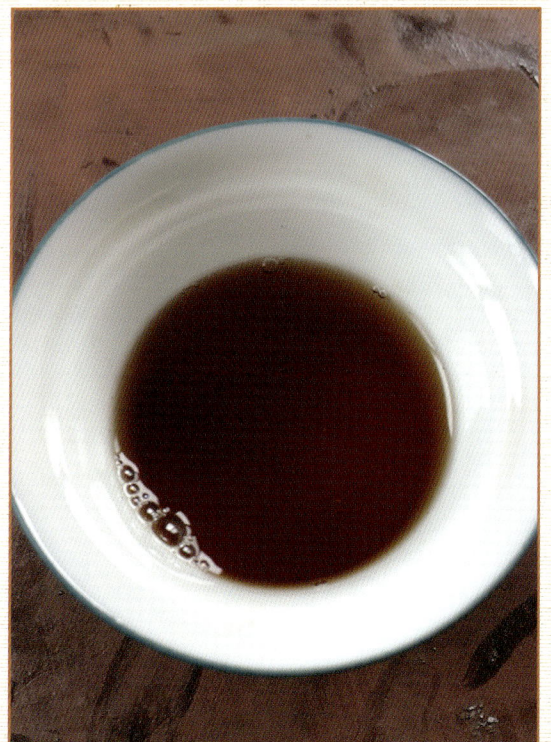

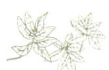

효능 관절염, 종기, 암, 피부병 등 염증 질환과 신경통 등에 탁월한 효과가 있다. 풍습으로 인한 마비통증, 신경통, 요통, 관절염, 옴, 종기 등의 치료에 쓴다.

성분 칼로톡신, 칼로사포닌 등의 성분을 함유하고 있다.

담그기
1 엄나무 순을 깨끗이 손질하여 준비한다.
2 손질한 재료를 잘게 썬다.
3 잘게 썬 재료에 설탕을 넣고 살살 버무려준다.
4 용기 바닥에 설탕을 1~2cm 깐다.
5 설탕에 버무린 재료를 용기의 약 70% 선까지 담는다.
6 재료가 보이지 않을 만큼 설탕으로 덮은 뒤 밀봉하여 발효될 때까지 기다린다.
7 발효가 끝나면 거름망에 밭치고 원액만 걸러내서 숙성 용기에 담는다.

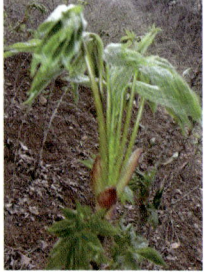

쇠뜨기

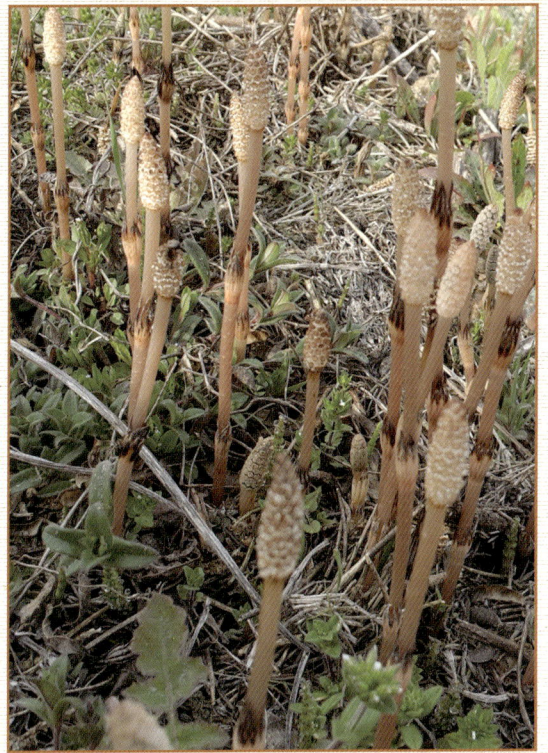

쇠뜨기

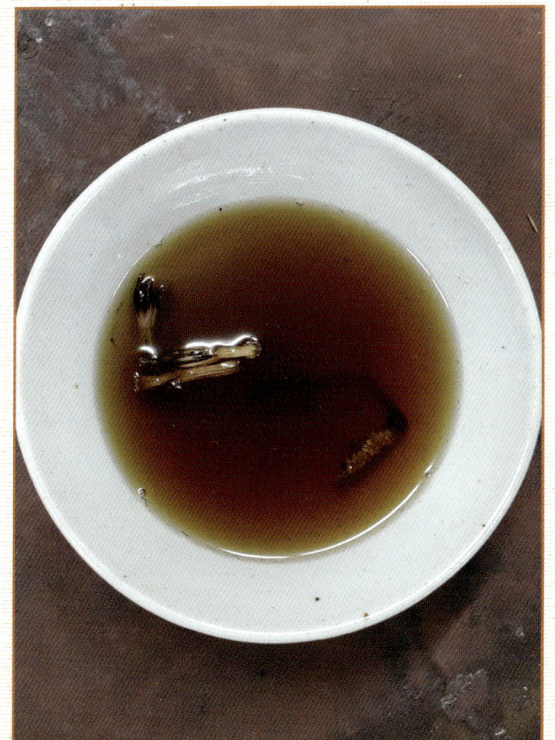

쇠뜨기 효소

'즌솔', '필두채'라고도 한다. 생약명으로 '절절초'라고 한다. 속샛과에 속하는 여러해살이풀이다. 땅위줄기 중에서 홀씨를 형성하는 줄기는 '뱀밥'이라고 하여 식용하고 홀씨를 형성하지 않는 줄기는 약재로 쓴다. 4~6월에 채취하여 풀씨 있는 줄기를 효소 재료로 사용할 수 있다. 효소를 담그고 발효 기간은 5~6개월을 거치고, 숙성 기간은 1년 이상이다.

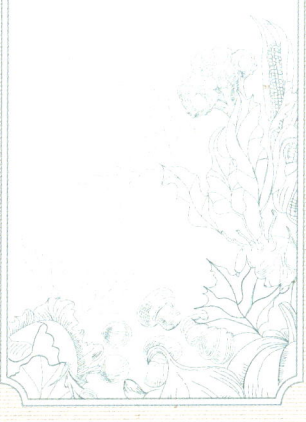

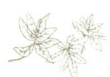

효능 진해와 이뇨 효과가 있고 뜨거운 피를 식혀준다. 토혈, 기침, 천식, 임질, 오줌이 잘 나오지 못하는 증세 등의 치료에 쓴다.

성분 규산을 다량 함유하고 있다. 그 밖에 아코닛트산, 아르티쿨라티딘, 아르티쿨라틴, 갈루테올린, 루테올린, 이소쿼르시트린 같은 성분을 함유하고 있다.

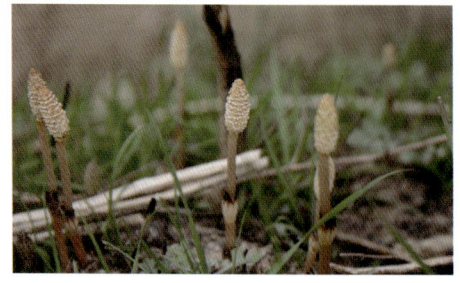

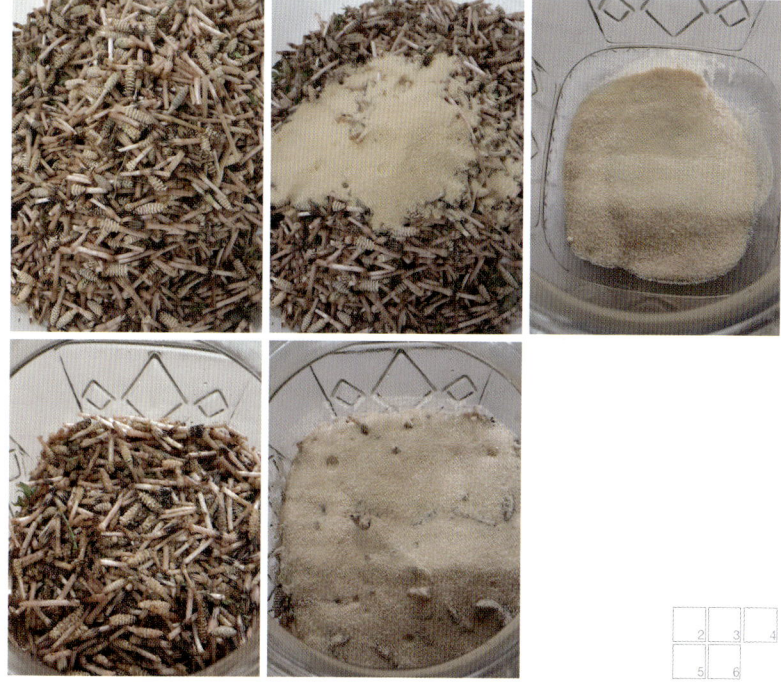

1 쇠뜨기의 홀씨가 있는 줄기를 깨끗이 손질하여 준비한다.
2 손질한 재료를 잘게 썬다.
3 잘게 썬 재료에 설탕을 넣고 살살 버무려준다.
4 용기 바닥에 설탕을 1~2cm 깐다.
5 설탕에 버무린 재료를 용기의 약 70% 선까지 담는다.
6 재료가 보이지 않을 만큼 설탕으로 덮은 뒤 밀봉하여 발효될 때까지 기다린다.
7 발효가 끝나면 거름망에 받치고 원액만 걸러내서 숙성 용기에 담는다.

두릅

두릅나무의 어린순을
'두릅'이라고 한다. 두릅나무
껍질은 생약명으로 '총목피',
열매는 생약명으로
'목두채'라고 한다. 어린잎과
어린순은 식용하고 나무껍질과
뿌리는 약재로 쓴다.
두릅나뭇과에 속하는 낙엽
활엽 관목이다. 4~5월에
채취하여 어린순을
효소 재료로 사용할 수 있다.
효소를 담그고 발효 기간은
4~5개월을 거치고,
숙성 기간은 1년 이상이다.

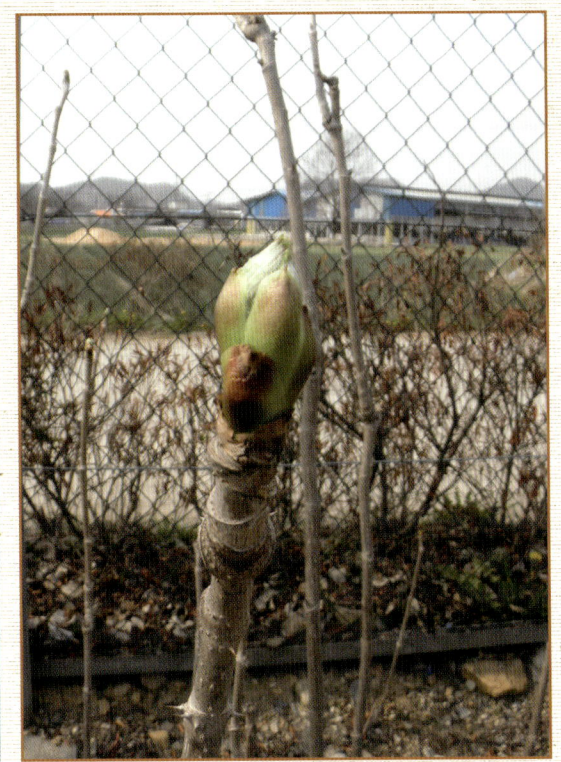

두릅나무 순

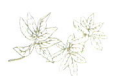

효능 건위, 이뇨, 진통, 강정 등에 효과가 있다. 위궤양, 위경련, 당뇨병, 신경쇠약, 발기부전, 관절염 등의 치료에 쓴다.

성분 스티그마스테롤, 알파-타랄린, 베타-사이토스테롤, 리놀레닉산, 페크로셀리디닉산 등을 함유하고 있다.

담그기
1 두릅나무의 어린순을 깨끗이 손질하여 준비한다.
2 손질한 재료를 잘게 썬다.
3 잘게 썬 재료에 황설탕을 넣고 살살 버무려준다.
4 용기 바닥에 설탕을 1~2cm 깐다.
5 설탕에 버무린 재료를 용기의 약 70% 선까지 담는다.
6 재료가 보이지 않을 만큼 설탕으로 덮은 뒤 밀봉하여 발효될 때까지 기다린다.
7 발효가 끝나면 거름망에 밭치고 원액만 걸러내서 숙성 용기에 담는다.

죽순

대의 땅속줄기에서 나오는 어린싹을 '죽순'이라고 한다. 대는 볏과의 대나무속 식물이다. 5~6월에 채취하여 어린순을 효소 재료로 사용할 수 있다. 효소를 담그고 발효 기간은 2~3개월을 거치고, 숙성 기간은 1년 이상이다.

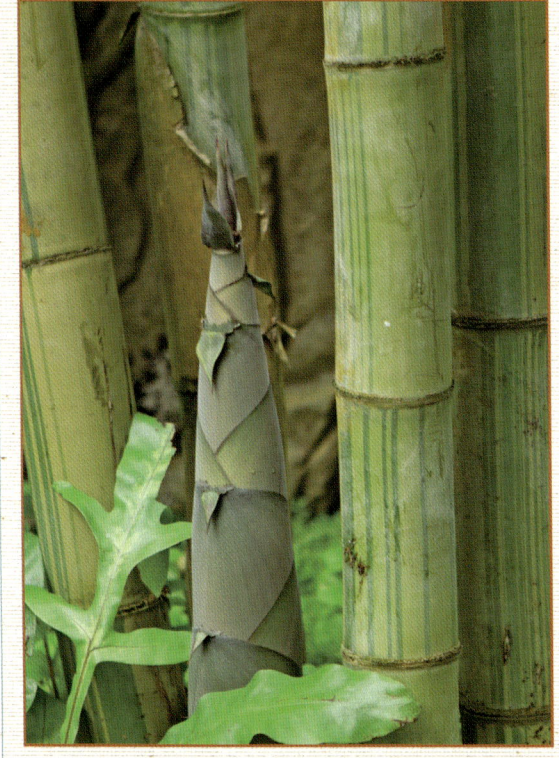

죽순

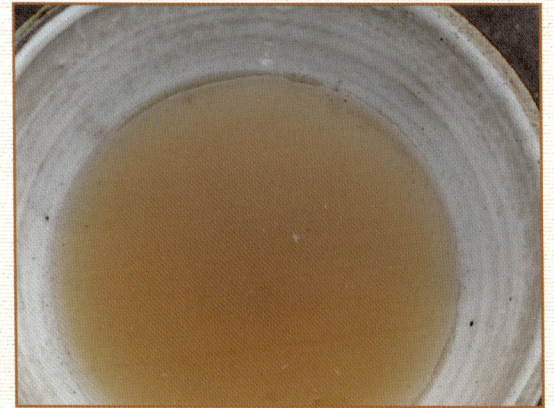

죽순 효소

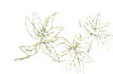

효능 해열, 진해, 진토, 거담, 지갈 등에 효과가 있다. 기침, 구토, 신열, 황달, 담도염, 입덧, 어린이의 간질병, 정신 불안 등의 치료에 쓴다.

성분 디-글루코스, 엘-크실로스, 규산, 석회, 칼리 등의 성분을 함유하고 있다.

담그기

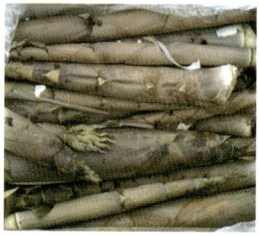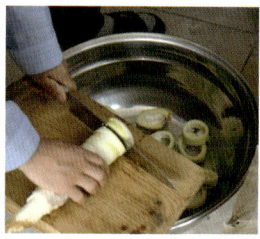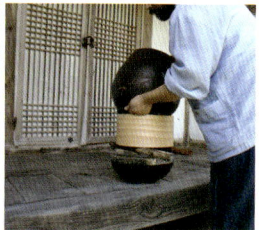

| 1 | 2 | 7 |

1 죽순을 깨끗이 손질하여 준비한다.
2 손질한 재료를 잘게 썬다.

3 잘게 썬 재료에 황설탕을 넣고 살살 버무려준다.

4 용기 바닥에 설탕을 1~2cm 깐다.

5 설탕에 버무린 재료를 용기의 약 70% 선까지 담는다.

6 재료가 보이지 않을 만큼 설탕으로 덮은 뒤 밀봉하여 발효될 때까지 기다린다.

7 발효가 끝나면 거름망에 밭치고 원액만 걸러내서 숙성 용기에 담는다.

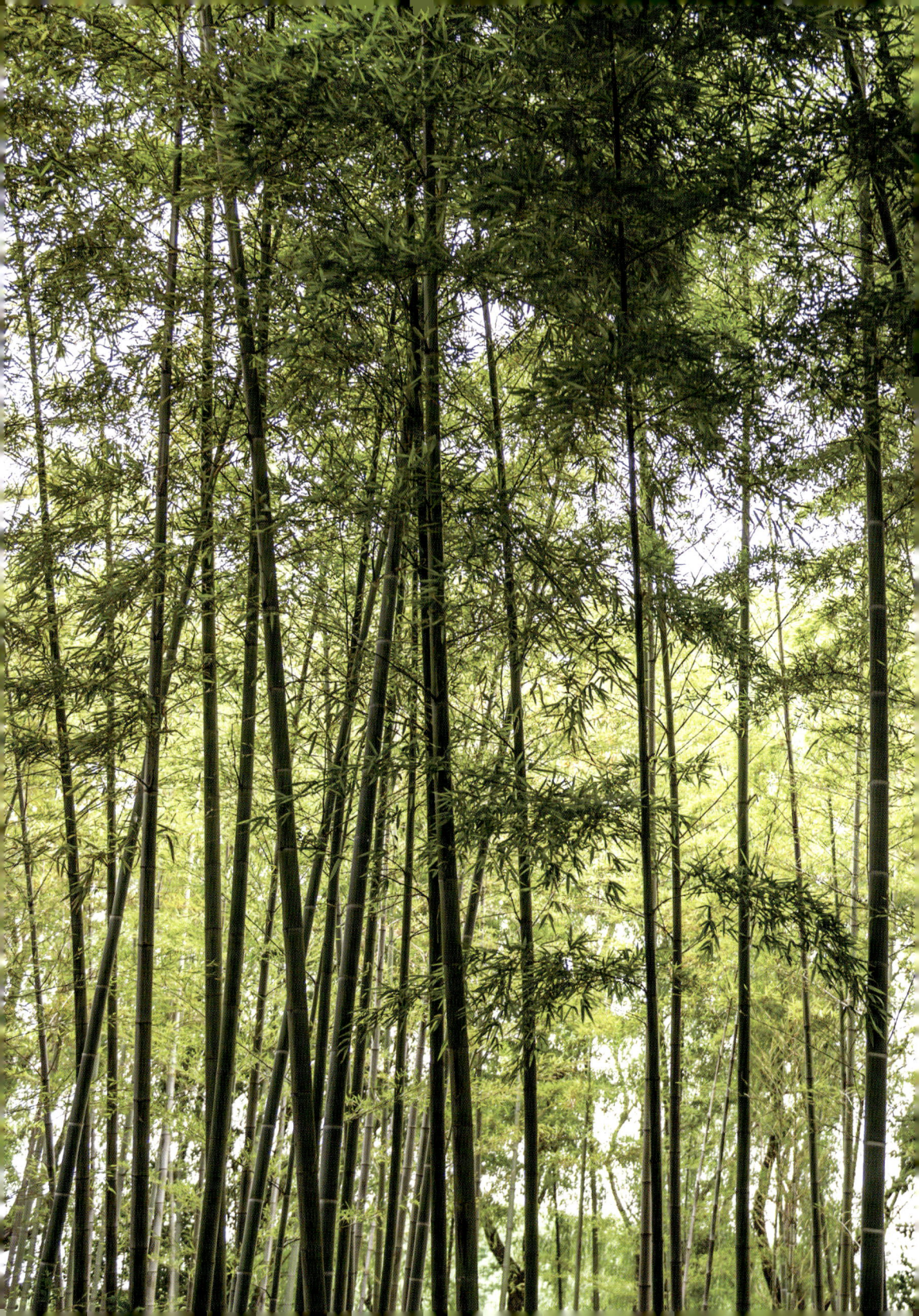

박주가리

'교등', '새박덩굴', '새박풀'이라고도 한다. 박주가릿과에 속하는 여러해살이 덩굴풀이다. 씨는 식용한다. 7~8월에 채취하여 꽃, 순, 줄기를 효소 재료로 사용할 수 있다. 효소를 담그고 발효 기간은 5~6개월을 거치고, 숙성 기간은 1년 이상이다.

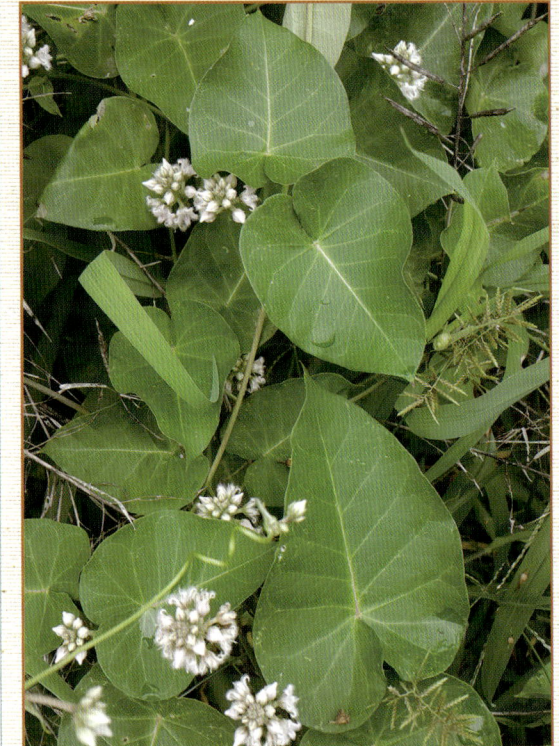

박주가리

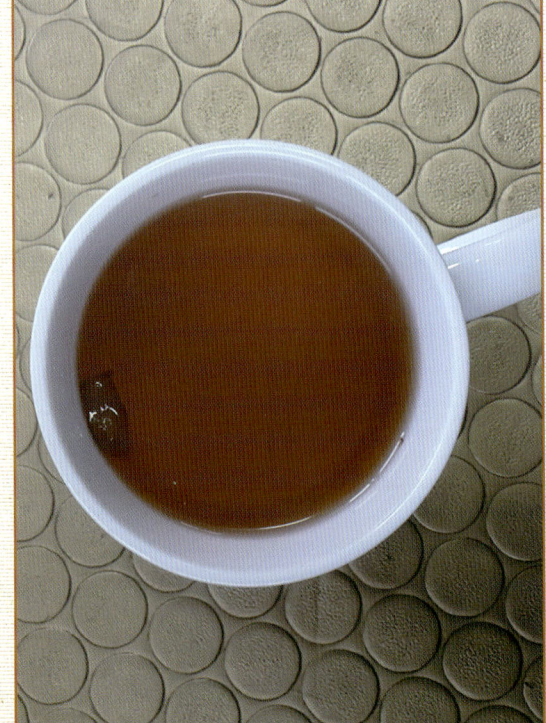

박주가리 효소

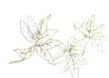

효능 강정, 강장, 해독 등의 효과가 있다 허약증, 발기부전, 폐결핵 등의 치료에 쓴다.

성분 디-사이마로즈, 사르코스틴, 사이난초게닌, 디-디기톡소즈 등을 함유하고 있다.

담그기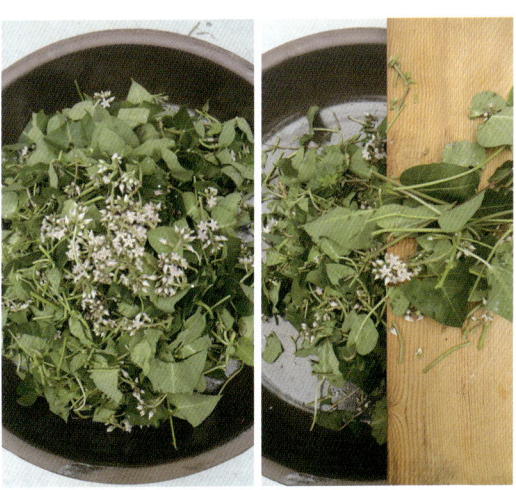

| 1 | 2 |

1 박주가리의 꽃과 잎줄기를 깨끗이 손질하여 준비한다.

2 손질한 재료를 잘게 썬다.

3 잘게 썬 재료에 황설탕을 넣고 살살 버무려준다.

4 용기 바닥에 설탕을 1~2cm 깐다.

5 설탕에 버무린 재료를 용기의 약 70% 선까지 담는다.

6 재료가 보이지 않을 만큼 설탕으로 덮은 뒤 밀봉하여 발효될 때까지 기다린다.

7 발효가 끝나면 거름망에 밭치고 원액만 걸러내서 숙성 용기에 담는다.

참고문헌

신전휘, 신용욱(2006). 향약집성방 향약본초. 계명대학교출판부.

신현재(2005). 엔자임 효소와건강. 이채.

안용근(2001). 효소화학. 청문각.

엄우흠(2006). 설탕. 김영사.

이갑상(2007). 효소학. 학서림.

이훈석 외(2003). 옹기. 대원사.

장준근(2003). 몸에 좋은 산야초. 넥서스.

정경대, 사진 김완규(2006). 마시면 약이 되는 오행건강약차108선. 이너북.

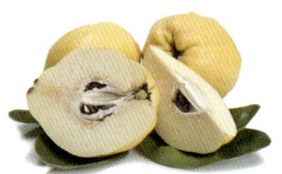